HÔPITAL
SI LES GENS SAVAIENT…

NORA SAHARA

HÔPITAL
SI LES GENS SAVAIENT…

Robert
Laffont

ISBN 978-2-221-25411-0
Dépôt légal : mars 2021
Éditions Robert Laffont – 92, avenue de France 75013 Paris

À maman, mon héroïne du quotidien
À Farah-Lyn, ma reine de l'univers

Préambule

« Remerciez toujours votre infirmière.
Parfois elles sont les seules entre vous et un corbillard. »

Warren Beatty

En avril 2003, ma meilleure amie, aide-soignante aux urgences d'un hôpital public parisien, passe me chercher en voiture à la faculté où je suis étudiante en droit. Nous nous dirigeons vers le périphérique quand un accident se produit : un jeune homme en scooter est percuté par une voiture, il est éjecté sous nos yeux et atterrit sur le bitume. Mon amie s'arrête. Nous descendons et courons vers le jeune homme au sol. Je reste immobile, tétanisée par cette mare de sang qui se forme autour de lui. Un homme présent sur les lieux appelle les secours pendant que mon amie tente de garder le blessé conscient. Elle lui prend la main doucement, elle se tourne vers moi et je comprends à travers son regard qu'elle tente simplement de l'accompagner vers ses derniers instants de vie. Le jeune homme décédera quelques minutes plus tard et les secours nous confirmeront que l'hémorragie était trop importante pour le sauver. Lorsque nous retournons dans la voiture, je suis bouleversée. Je m'arrête un instant pour regarder l'ambulance qui s'éloigne. Je me dis que, peut-être, nous aurions pu changer ce destin. J'ai eu l'impression de n'avoir servi à rien. Avec du recul, c'était naïf, et sévère mais sur l'instant, c'est ce sentiment qui prédominait chez moi et qui me hanta les semaines suivantes.

J'ai alors remis mes choix de vie en question. Mon amie me disait toujours que j'étais faite pour devenir infirmière et à cette époque, avec celui d'avocat, c'est le seul métier au monde qui m'attirait. Cet événement a décidé pour moi. Peu de temps après, j'ai abandonné la faculté de droit pour entamer des études d'infirmière.

Trois ans plus tard, j'étais diplômée. Ce furent trois années difficiles, et la seule chose qui me fit tenir était la certitude que c'était ce que je voulais faire, quoi qu'il en coûte.

Au début de ma carrière, j'étais pleine de bonne volonté. Les jeunes diplômés ont tous le sentiment qu'ils vont faire de grandes choses, qu'ils vont « sauver le monde » ; aider les gens, être à l'écoute, les soigner, les soutenir. Toutes les infirmières sont pleines d'optimisme en arrivant sur le terrain. Malheureusement, dans la plupart des cas, elles déchantent très rapidement, si tant est qu'elles n'ont pas déjà déchanté durant leurs études.

En France, une infirmière[1] dans le public commence sa carrière avec 1 500 euros nets par mois et peut espérer la terminer autour de 2 400 euros nets. Selon une étude de l'Organisation de coopération et de développement économique (OCDE), la France se hisse à la 28e position sur 32 pays dans le classement des rémunérations des infirmières à l'hôpital par rapport au salaire moyen national.

Selon l'Observatoire de la souffrance au travail des professionnels infirmiers en France, l'espérance de vie d'une infirmière s'élève à 78 ans, contre 85 ans en moyenne pour les femmes en France. Et la retraite ? Beaucoup d'entre elles continuent de faire des vacations, tout simplement parce que leur maigre pension ne leur permet pas de vivre décemment.

Il y a heureusement des exceptions : certaines se retrouvent dans des structures qui les épanouissent et leur permettent d'assurer leurs fonctions du mieux possible. Ce devrait être la règle, mais ce n'est que l'exception. Vous me direz alors : pourquoi faire ce métier si c'est si difficile ? La réponse tient en un mot pour moi : vocation.

---

1. Ce métier étant exercé à 86,5 % par des femmes, nous avons choisi d'employer le féminin.

Beaucoup de soignants répètent aux jeunes diplômés qu'en général, ils changeront de métier au bout de sept ans. C'est ce qui m'est arrivé. Sept ans après avoir commencé ma carrière d'infirmière, j'ai démarré des études de journalisme. Cependant, je n'ai jamais cessé d'exercer mon premier métier. Je ne le savais pas encore, mais j'ai compris plus tard que j'avais choisi le journalisme par besoin de parler et de faire parler. Ce que j'avais vu et entendu, il fallait que ça se sache.

Bien avant la période Covid-19, je commençais donc mes recherches et menais mon enquête sur les conditions de travail des infirmières à travers tout l'Hexagone. J'ai interrogé des centaines de soignants, je suis allée sur place, autant que possible. La même petite musique rythmait chaque début d'entretien : toutes voulaient se confier, raconter leur vécu, mais à une condition, l'anonymat. Pourquoi ? Par peur des représailles, du jugement, de leur hiérarchie, de leurs collègues. Je n'avais pas prévu que les choses se passeraient ainsi, mais, dès les premiers récits, j'ai compris que ce serait la règle.

Anonymat d'un côté et transparence de l'autre : je me devais d'être transparente avec chacune de mes interlocutrices. Au début, je cachais ma double casquette. Puis je me suis rendu compte qu'être infirmière et journaliste rendait, de leur point de vue, mes questions plus légitimes. Il est vrai que, plusieurs fois, je me suis surprise à ponctuer nos conversations de mes propres expériences, comme dans une simple discussion entre collègues de travail. Nous vivions dans la même sphère. C'est ce qui m'a permis d'établir une relation de confiance mutuelle et de recueillir des révélations surprenantes, parfois choquantes, mais très concrètes.

Au cours de ce travail d'enquête, je comprends que les difficultés des unes et des autres se rejoignent souvent. Le cadre, les situations, les expériences, les lieux sont différents mais les problèmes se ressemblent. Ce que j'avais moi-même vécu en tant qu'infirmière n'était en rien inhabituel. À Marseille, à Nantes, à Strasbourg, à Lille, à Bordeaux et ailleurs, les infirmières subissent la même chose.

À travers mon enquête, j'ai tenu à mettre en lumière ces « petites mains de l'hôpital » (malheureusement ainsi nommées au quotidien) qui, en réalité, sont un maillon essentiel de cette chaîne humaine indispensable au fonctionnement hospitalier. Maillon essentiel mais qui agit souvent dans l'ombre et qu'on éclaire uniquement dans la difficulté, comme ce fut le cas lors de la crise sanitaire.

Je dresse ici le portrait d'infirmières, aides-soignantes, agents hospitaliers, qui œuvrent chaque jour pour que vous, patients hospitalisés, vous vous sentiez bien traités, respectés et accompagnés dignement dans l'épreuve que vous traversez. Elles soignent avec humanité, soulagent la douleur, sont à l'écoute, de jour comme de nuit. Elles prennent sur elles, souvent sous pression, stressées, épuisées physiquement mais aussi psychologiquement. Elles essaient de tenir le cap aussi longtemps que possible.

Elles ont appris depuis leurs études à encaisser et à taire leurs difficultés, leurs angoisses, car ce ne sont pas elles qui souffrent. Elles ont été formées (ou formatées) ainsi. Tenir bon et faire bonne figure, même si le prix à payer est la dégradation de leur état de santé. « Sacrifice », c'est le mot qu'elles utilisent en privé, quand elles se retrouvent entre elles, pour parler de leurs conditions de travail.

« Si les gens savaient... » : c'est probablement la formule que j'ai le plus entendue durant toutes mes années d'exercice de la profession. Si les gens savaient qu'aujourd'hui en France, la sécurité des patients et des soignants n'est pas réellement assurée à l'hôpital. Si les gens savaient que le bien-être des patients repose avant tout sur les épaules d'infirmières déconsidérées, en sous-effectif et sous-rémunérées. Si les gens savaient que la qualité des soins, qui jadis fit la réputation de notre pays, décline chaque année et que des drames sont passés sous silence, omerta soutenue le plus souvent par corporatisme. Si les gens savaient que l'ensemble de notre système de santé est sur une ligne de crête et qu'il en faut peu pour que ne s'effondre ce géant aux pieds d'argile. Si les gens savaient...

Mais les gens ne savent pas. Tout au plus ont-ils eu un aperçu de ces difficultés lorsque la Covid-19 a frappé et qu'il n'était plus possible d'éviter la réalité. La crise sanitaire était là, le pays était en pause, confiné, les soignants sur le devant de la scène parce que, cette fois-ci, leurs problèmes concernaient tout le monde. Nous étions tous des patients potentiels. S'il manquait des masques ou des lits de réanimation à l'hôpital, ça ne concernait pas uniquement les autres, les malades, mais nous tous et nos proches. Alors oui, il y a eu des reportages télévisés, des interviews (de médecins principalement), des voix qui se sont élevées contre la pénurie de masques. Mais le quotidien des infirmières, celui qu'elles connaissent depuis de nombreuses années et que la pandémie de la Covid-19 n'a fait qu'éclairer sur certains aspects, qui en parle ? Qui donne réellement la parole aux infirmières pour raconter leur vécu, leur quotidien ? Qui s'est jamais intéressé à leur métier, hier ou aujourd'hui, et pas seulement lorsque l'actualité tragique fait qu'on ne peut plus éluder le sujet ?

Les infirmières ne méritent pas seulement des applaudissements au balcon pendant la période de confinement. Elles ne méritent pas non plus d'être contraintes au sacrifice de leur santé et de leur vie. Elles méritent respect et reconnaissance. Elles méritent des conditions de travail justes et dignes. Elles méritent surtout que soit reconnu leur rôle de pilier de notre système de soins, au même titre que d'autres professions médicales qui, elles, savent se faire entendre, par leur hiérarchie, par les médias et, *in fine*, par tout le monde.

J'ai exercé un peu partout en région parisienne, dans le privé comme dans le public, dans différents services : chirurgie, médecine, gériatrie, oncologie, EHPAD, hospitalisation à domicile, psychiatrie, soins à domiciles, entre autres. J'ai pu observer que, partout, la situation se dégradait progressivement et que la flamme qui nous animait faiblissait au fil des années. Nous sommes soignantes par vocation, nous faisons ce métier parce que aider les autres est une motivation forte, mais aussi parce que l'empathie est comme une seconde nature chez les infirmières. Et pourtant, les conditions dans lesquelles nous exerçons nous brident, nous épuisent et, parfois, nous détruisent à petit feu.

Si cet ouvrage et tous ces témoignages permettent de mettre en lumière la réalité du travail de nos infirmières avant, pendant et après la crise sanitaire, ce sera mission accomplie. Elles méritent d'être entendues, reconnues, considérées, au-delà des discours de circonstance. Leur immense contribution au fonctionnement de notre système de santé est désormais indéniable.

Écoutons-les.

1

Au cœur de la pandémie

16 mars 2020. Il est un peu plus de 20 heures quand le confinement généralisé est annoncé, d'abord pour une période de quinze jours minimum. Je suis assise devant ma télé et me prépare à aller travailler. J'étais de garde la veille et j'y retourne ce soir.

Dans le monde médical, on s'attendait à ce confinement.

On l'attendait, à vrai dire, avec impatience, tant nous redoutions les conséquences de la propagation du virus. Quelques minutes après l'allocution du président, mes proches font leurs valises. La clinique va recevoir des patients Covid dans le cadre du plan blanc, je ne veux pas risquer de les contaminer. Je vais rester seule pendant un moment.

En les voyant partir, je me dis que le plus dur reste à venir, moi qui déteste la solitude. Je suis envahie par un sentiment d'abandon que beaucoup d'autres soignants ressentiront pendant cette crise sanitaire.

« Nous sommes en guerre »

J'arrive dans le service comme tous les soirs. En général, dans mon établissement, les patients sont pris en charge en ambulatoire : ils rentrent le matin et ressortent le soir, après leur intervention. Notre direction nous informe que de nouveaux plannings vont être rapidement mis en place, au cas où la clinique serait submergée par des cas de Covid positifs. Il faut se préparer à faire des gardes de vingt-quatre heures si besoin, à être joignables jour et nuit, même pendant nos congés.

Nous sommes sur le pied de guerre. Je suis prête, nous le sommes tous. Mais nous sommes aussi dans le flou le plus total, je ne sais pas à quoi m'attendre dans les semaines à venir. J'ai demandé à ma responsable d'annuler mes quinze jours de congés, qui commençaient la semaine suivante. Je ne veux pas abandonner mes collègues. Il faut qu'on se soutienne. On se soutient toujours dans l'adversité, une adversité qui a désormais pour nom Covid-19.

Je devrai les abandonner malgré moi, un peu plus tard ; mais ça, je ne le sais pas encore.

Cette première nuit, j'ai une pensée particulière pour mes amies infirmières en réanimation et aux urgences. Je sais combien elles sont débordées depuis un moment. Moi, je travaille dans une clinique privée, les interventions non urgentes sont déprogrammées, et on attend « le pic ».

Pendant plusieurs jours, le service sera calme. Surprenant, au vu de ce qui se passe ailleurs. Le calme avant la tempête ? J'ai vite compris que c'était à cause de procédures d'affectations complexes chaperonnées par l'Agence régionale de santé (ARS), qui doit s'assurer que chaque clinique recevant des patients Covid est capable de faire face à l'urgence. L'état de santé de ces patients peut se dégrader rapidement. Il faut être prêt à les réanimer. Chez nous, il n'y a pas de réanimation, alors nous accueillerons les urgences d'autres hôpitaux afin de les soulager.

Les urgences « non-Covid »

Ces urgences « non-Covid » affluent de jour comme de nuit. Quelque chose me chiffonne, dans cette logistique.

Prenons M. X : il se fracture une cheville et se présente aux urgences d'un hôpital public. Cet hôpital nous le transfère, car il relève d'une chirurgie. Nous l'admettons dans notre service. Il est opéré le jour même (ou le lendemain, la plupart du temps), hospitalisé quelques jours, et rentre chez lui, espérant se rétablir vite.

Nous prenons en charge des dizaines de M. X. Mais comment savoir que ces patients ne sont pas contaminés par le virus, qu'ils ne sont pas porteurs sains, c'est-à-dire asymptomatiques ? Presque aucun test n'est fait. M. X arrive aux urgences, il est en contact avec des soignants qui n'ont pas de quoi se protéger et, à aucun moment, on ne se sait si M. X est positif à la Covid, ou s'il a rencontré d'autres personnes contaminées. Les symptômes du virus peuvent n'apparaître que plusieurs jours après la contamination. Chaque M. X est potentiellement contaminé et contaminant.

Dans mon service, à chaque admission, le doute est présent. Et ce ne sont pas les deux masques par soignant, pour douze heures de service, qui vont nous protéger. L'angoisse gagne vite mes collègues, je la perçois et je la ressens aussi. Nous sommes conscients que ce que nous vivons n'est pas de même ampleur que ce que subissent les infirmières dans les services de réanimation et d'hospitalisation dédiés à la Covid. Mais le risque de contamination est bien réel, chez nous aussi.

Une atmosphère étrange s'installe dans le service ; l'angoisse, d'abord diffuse, laisse place à la peur, omniprésente : peur de ce qui arrive, peur de ne pas pouvoir faire face aux urgences, peur d'être contaminés, peur de contaminer sa famille… Nous sommes en première ligne, mais nous peinons à avoir un compte rendu fiable de la situation. Et les informations ne sont pas rassurantes.

Cette peur monte aussi en moi, à chaque début de garde, comme si je pressentais que quelque chose allait arriver. De l'appréhension, une anxiété constante, auxquelles s'ajoutent la fatigue et le stress. Certaines collègues, qui plaisantaient il y a quelques semaines en évoquant « le virus chinois », sont désormais tétanisées à la simple idée d'aborder le sujet.

Nous réclamons plus de protection, en vain.

Nous ne sommes pas mieux loties que les services des autres hôpitaux du pays.

Parce que officiellement, nous n'avons pas de patients Covid.

En réalité, nous suspectons certains d'être touchés.

Les premiers transferts des hôpitaux publics

Quelques jours plus tard, il est 23 heures. Première urgence envoyée par un hôpital public. Suivent une deuxième urgence à 2 heures du matin, une troisième à 5 heures, une autre à 7 heures, toutes pour des fractures. Ces nouveaux patients s'ajoutent à ceux déjà présents : ils sont vus par l'anesthésiste de garde. Tout va bien. Je lui signale tout de même que nous avons mis une femme sous oxygène, sa saturation était à 91 %[1]. Elle a de la température. Elle pourrait donc être atteinte par le coronavirus, mais le scanner est négatif[2], me rappelle le médecin. J'acquiesce. Je ne

1. La saturation en oxygène correspond au taux d'oxygène contenu dans les globules rouges après leur passage dans les poumons. Elle est normale entre 95 % et 100 %.

2. Le scanner thoracique permet de diagnostiquer et d'évaluer les atteintes aux poumons de la Covid-19.

suis pas rassurée pour autant. Même avec un scanner négatif, les patients peuvent déclencher des symptômes dans les jours qui suivent. Je ne suis pas médecin, certes, mais, après une quinzaine d'années de métier, je me pose parfois quelques questions sur certains diagnostics. Je reste sur mes gardes.

La nuit passe, la première de trois nuits de garde successives, aux côtés de mon binôme Clothilde, une infirmière aguerrie qui n'a pas perdu la flamme de sa vocation malgré ses nombreuses années d'exercice. Je lui recommande de faire attention à deux des quatre patients que nous avons admis. Pour moi, clairement, il y a suspicion de Covid. Nous nous lançons en quête de blouses pour nous protéger, un luxe à ce moment de la crise. Dans la réserve, nous trouvons un paquet, que nous déposons à l'infirmerie pour la nuit. Nous ne voulons prendre aucun risque.

On s'habille à chaque entrée dans les chambres. Avant la fin de la nuit, nous sommes à court de blouses. Pour le reste de notre garde, il faudra se contenter de faire attention… À la fin de la nuit, durant les transmissions (le moment où nous passons le flambeau à l'équipe de jour en faisant un résumé de l'état de santé des patients et en indiquant les surveillances particulières), nous faisons part aux collègues de nos doutes concernant ces nouveaux patients et leur potentielle contamination. Lorsque nous reprenons notre poste, le soir, les collègues de jour nous confirment qu'ils partagent nos craintes. Les médecins, eux, ont tranché : tout va bien. Aucun protocole d'isolement n'est mis en place pour ces cas-là. Nous continuons à les prendre en charge normalement. Chacune veille à rappeler à l'autre de se désinfecter sans cesse les mains.

30 mars. La dernière nuit de garde s'achève. Nous sommes épuisées, plus mentalement que physiquement. Le stress.

Ma collègue a deux heures de route pour venir travailler. Tout comme moi, elle n'est pas rassurée. Au bout de quelques jours, elle se retrouve en arrêt maladie pour un mois. Son état d'angoisse ne fait qu'empirer, rendant dangereux à la fois ses trajets et son activité au sein du service. Psychologiquement, nous sommes toutes fragiles à ce moment.

Contaminée, confinée

J'ai la chance de ne pas vivre loin de la clinique. Après ces trois nuits épuisantes, j'ai quatre jours de repos. Je rentre, me couche à 10 h 30, me réveille une première fois à 20 heures pour me rendormir aussitôt, et ne me lever que le lendemain à 15 h 30. Une aussi longue période de sommeil est inhabituelle, je dors peu d'ordinaire. En ouvrant les yeux, ce jour-là, je ne comprends pas ce qui m'arrive. Je ne sais plus où je suis, j'ai eu comme une absence. J'ai l'impression d'avoir été passée à tabac dans la nuit. Je tente, tant bien que mal, durant mes quatre jours de repos, de sortir du lit. Impossible. Je ne veux qu'une chose : dormir.

Vendredi 3 avril, 16 heures. La cadre de mon service m'appelle, probablement pour m'envoyer renforcer d'autres équipes dans les établissements alentour. C'est ce qui a été demandé à mes collègues. Au son de ma voix, elle comprend que quelque chose ne va pas.

« Ne t'inquiète pas, je me lève pour me préparer, je serai là ce soir.

— Quelque chose ne va pas ?

— C'est rien. Depuis lundi, j'ai un peu de mal à me lever, j'ai mal partout.

— Nora… J'ai bien peur que tu aies été contaminée par un patient. Appelle ton médecin. »

Paradoxalement, à aucun moment cette pensée ne m'a traversé l'esprit. Comme si j'avais fait un déni. Comme si c'était impossible. Je détaille mes symptômes à mon médecin traitant, « J'ai peut-être attrapé froid en sortant de ma dernière garde… » Le diagnostic tombe : j'ai le coronavirus, je suis en arrêt, confinée pendant deux semaines.

Je refuse d'y croire. Le premier sentiment qui m'assaille, avant même de me préoccuper de mon propre sort, c'est la culpabilité. Je vais laisser tomber mes collègues, les abandonner. Tout ce que je redoutais. Et difficile de remplacer une infirmière absente pendant cette crise. Je retourne me coucher, en larmes, seule, et confinée. Je décide de ne prévenir que mon frère et ma sœur et leur demande de n'en parler à personne. Hors de question d'alarmer le reste de ma famille. Je ne leur avouerai qu'un mois plus tard que j'ai été malade.

Je ne remercierai jamais assez ces proches d'avoir répondu présents. Beaucoup de personnes ont vécu ces moments seuls, sans aide. Comme il m'était impossible de sortir, mon frère et ma sœur se sont organisés pour faire mes courses et s'assurer que tout allait bien.

Est-ce que tout allait bien ? Non, pas vraiment. Je sentais mon thorax brûler de l'intérieur, j'étais sans cesse secouée par une toux qui n'en finissait pas, et toujours aussi fatiguée, courbaturée, prise de maux de tête intenses. Le moindre mouvement me demandait un effort surhumain.

Protégées par des sacs-poubelles

Avec d'autres amies soignantes, nous avons un groupe sur WhatsApp qui nous permet de prendre des nouvelles les unes des autres, d'échanger, de décompresser, de nous soutenir quotidiennement.

Durant cette période, ce groupe sert aussi à recueillir des informations sur ce qui se passe ailleurs, s'il y a plus d'admissions, de patients en réanimation, de patients guéris. Tout ce qui permet de faire le point sur l'évolution de ce cauchemar sanitaire. Même malade, je n'arrive pas à couper avec le milieu médical. J'essaie de trouver la force de les soutenir.

J'ai décidé de ne plus regarder les journaux télévisés, pensant que cela m'aiderait à ne pas me laisser submerger par l'angoisse. Loupé, car les récits de mes amies en service, que ce soit dans le privé ou le public, sont terrifiants. C'est le naufrage partout. Pas de matériel, pas de personnel, des soignants stressés, à bout de nerfs, isolés de leurs familles. Et les trop nombreux décès quotidiens.

J'échange en particulier avec une amie aide-soignante. Depuis le début de la crise, elle me fait part de son dégoût croissant pour son métier. Elle me parle beaucoup du manque de reconnaissance, qui dure depuis des années mais qui devient de plus en plus inacceptable, des applaudissements de la population tous les soirs à 20 heures, un petit réconfort qui ne guérit pas le mal-être bien ancré.

Elle souhaite abandonner après la crise sanitaire. Je suis surprise. Elle exerce depuis plus de quinze ans et son dévouement n'avait jusqu'alors jamais faibli. Alors, je la questionne. Et elle me raconte une situation qu'elle vit et qu'elle ne supporte plus.

Dans son établissement, il y a un patient avec tous les symptômes du coronavirus. Il n'a pas été testé, tout comme la majorité des personnes malades, les tests étant indisponibles. Ses collègues et elle sont obligées d'enfermer cet homme, handicapé moteur, pour ne pas infecter le service. Il ne peut pas sortir de son lit, il ne reçoit que quatre passages rapides de soignants sur vingt-quatre heures : lever-petit déjeuner, déjeuner, dîner et coucher. « Tu te rends compte, c'est inhumain… »

D'autres patients commencent à avoir des symptômes, le service sera bientôt débordé. Pour ajouter aux difficultés, le cadre et le directeur de l'établissement sont hospitalisés à cause du virus. Ils sont remplacés par un nouveau cadre qui ne connaît pas grand-chose au centre, impuissant face à la situation. La nuit, mon amie gère seule l'établissement. Elle est la plus ancienne. Cette pression l'écrase.

Un soir elle m'appelle, la voix tremblante. Je sens qu'elle est au bord des larmes. Elle a besoin de parler. « Il y a quatre nouveaux cas de Covid dans mon service, on n'a pas de matériel, rien pour se protéger… J'ai peur d'être contaminée. » Elle m'envoie une vidéo filmée quelques instants plus tôt : des soignants doivent entrer dans la chambre d'un patient Covid. Ils n'ont pas de blouse pour se couvrir. Ils prennent des sacs-poubelles, les découpent et s'en font des combinaisons. Les masques, ils n'en ont qu'un seul chacun, pour toute la nuit. Et les gants, il n'y en a pas assez pour tout le monde.

Je suis révoltée. Je réalise qu'avec deux masques pour douze heures, dans la clinique où j'exerce, nous sommes des privilégiés. À ce moment de la crise, les grands médias ne se sont pas encore emparés de la question. Les réseaux sociaux, si, mais les journaux télévisés n'en parlent pas. Il faut alerter l'opinion publique. J'hésite. Je commence par faire un tweet personnel de cette scène surréaliste. J'ai la chance de connaître quelques journalistes, qui relaient la vidéo. La machine est lancée. Le lendemain, je reçois trois propositions de médias télévisés pour témoigner sur le sujet. Je redirige ces journalistes vers mon amie. Je m'assure que cela se fera de manière anonyme : le sujet ne va pas plaire à sa direction, il n'est pas question qu'elle mette en danger son emploi. Elle passe, visage flouté, dans plusieurs journaux télévisés.

Son témoignage délie les langues. Les jours qui suivent, sur les réseaux sociaux, je vois de nombreuses vidéos dénonçant ces conditions de travail. La prise de conscience se généralise et je suis soulagée d'avoir pu, du fond de mon lit, participer un peu à ce vent de contestation naissant.

Pas de tests, pas de Covid

Cette quinzaine de jours en convalescence est très difficile à tous points de vue. Je décide de ne pas renouveler mon arrêt maladie et de retourner rapidement à mon poste. La peur au ventre, cependant.

Première nuit de retour à la clinique, il y a très peu de patients, mais une suspicion de Covid, cette fois-ci officiellement admise par les médecins. Le patient est en isolement dans une aile du service. Je suis seule dans cette aile. Je n'avais pas imaginé un tel accueil.

Ma garde se termine et, rentrée à la maison, je décide d'envoyer un mail à la responsable des ressources humaines de la clinique. Je n'ai eu aucun message de la direction durant mon arrêt de travail, ni à mon retour d'ailleurs. Seule la cadre de santé m'a contactée. Je m'interroge sur la qualification de mon arrêt de travail. J'ai manifestement été contaminée pendant le service et le gouvernement a annoncé que les arrêts de travail de tous les soignants contaminés devaient être considérés comme accidents du travail ou maladies professionnelles. Un minimum, me semble-t-il.

La réponse de la RH me met hors de moi :

« Votre arrêt sera décompté (sans décompte des trois jours de carence) comme un arrêt classique… À ce jour, nous ne pouvons pas le passer en accident de travail ou maladie professionnelle, n'ayant pas de patient avéré positif au Covid… »

Je comprends mieux cette réticence à admettre les suspicions de Covid dans la clinique : l'absence de tests devient finalement une opportunité. Sans tests, pas de patients contaminés, pas de personnels contaminés à cause d'un patient, par conséquent pas d'indemnisation en tant qu'accident du travail ou maladie professionnelle, et pas de responsabilité de l'établissement du fait du manque de protection. La réputation et les finances de la clinique sont sauves.

Les tests pour les patients n'ont été mis en place de manière systématique qu'au début du mois de juin. La formation du personnel pour la prise en charge de patients Covid ? Elle est fixée à fin juin ! Et tout le monde n'y a pas eu droit.

Pourtant, j'ai appris que la clinique disposait de tests depuis un bon moment, mais la consigne était de ne les utiliser qu'« en cas de force majeure »... Est-ce un cas de force majeure, quand une pandémie frappe, que le virus fait des milliers de morts chaque semaine, que sa propagation pousse à un confinement de tout le pays et qu'aucun vaccin n'existe ? Apparemment, non.

L'attitude de la clinique à notre égard est indécente. La nation tout entière soutient les soignants du pays, mais notre hiérarchie se complaît dans le mépris des infirmières et des aides-soignantes. Car je ne suis évidemment pas la seule dans ce cas. Des centaines de témoignages sur des situations identiques fleurissent sur les réseaux sociaux. Mais que puis-je faire ? Contester ? Lancer un recours judiciaire en pleine pandémie ? Non, il me faut me concentrer sur mon travail.

Quelques jours après mon retour, un appel change la donne. La famille d'une patiente admise en urgence quelque temps plus tôt a contacté l'infirmière de jour et le chirurgien pour les informer qu'elle était déjà contaminée lors de son séjour dans le service. L'état de santé de cette patiente s'est fortement dégradé à sa sortie, car aucun diagnostic n'a été fait à temps.

La collègue qui m'en informe me demande de vérifier si je m'en suis occupée à son arrivée. C'est le cas. C'était cette fameuse première nuit de transferts où nous avions accueilli plusieurs urgences en provenance des hôpitaux surchargés. J'ai accueilli cette patiente à 20 h 30, tout est parfaitement noté dans mes transmissions. L'automatisation a du bon, les fiches et les dossiers ne disparaissent plus… Nous l'avions soignée les trois nuits suivantes en tant que patiente « saine », puisque non testée, malgré nos soupçons. Tout allait bien, avait dit l'anesthésiste. Le scanner le confirmait…

Cette patiente était sous oxygène et présentait des pics de fièvre, mais ces symptômes n'ont alerté personne, hormis les infirmières, qui sont au contact des patients pendant de longues périodes. Sa prise en charge a donc été classique, pas d'isolement. Elle a été opérée puis renvoyée en rééducation. Le centre a immédiatement fait le test sur la patiente, il est revenu positif. Qui peut dire combien de personnes cette pauvre femme a contaminées sur son passage ? Si un test avait été fait en amont, les choses auraient pu être différentes. Nous aurions pris les précautions et dispositions nécessaires, son état de santé ne se serait peut-être pas dégradé et j'aurais peut-être évité mon épisode Covid.

Je ne sais pas si cette patiente est encore en vie, je l'espère sincèrement.

Une hypocrisie qui confine à la faute

Ce genre de situation s'est malheureusement multiplié à travers l'Hexagone. Soit les services de soins ne faisaient pas les tests, soit ils n'en avaient pas. Anormal dans les deux cas.

Ma clinique disposait de tests, mais la hiérarchie a décidé de ne pas les utiliser, la raison avancée étant qu'on ne recevait officiellement pas de patients Covid. Pourquoi une telle hypocrisie, qui confine à la faute ? Naïvement, je pensais que la direction ne voulait simplement pas prendre le risque de devoir indemniser les soignants qui pourraient lui reprocher le manque de matériel de protection. Sans doute vrai, mais ce n'est apparemment pas la raison principale. Un médecin m'a confié que l'enjeu financier était beaucoup plus immédiat : éviter à tout prix un arrêt total de l'activité normale était leur préoccupation la plus pressante.

En effet, à ce moment la règle en France est claire : les hôpitaux, publics pour la plupart, accueillent des patients Covid et renvoient certains de leurs patients non-Covid vers d'autres structures, privées en général. Ces autres structures, qui n'accueillent en principe aucun patient Covid, continuent leur activité normale tant qu'aucun malade atteint du coronavirus n'est en soin chez elles. Dans le cas où cela arriverait, elles doivent alors, elles aussi, accueillir des patients Covid et réduire ou arrêter leurs activités habituelles. C'est la crise, il faut de la solidarité nationale pour la traverser, et l'État, par le biais de l'ARS, veille au grain. Dans notre clinique souffle un vent de panique à chaque appel d'un agent de l'ARS : surtout, veillez à préciser que nous n'avons aucun patient Covid, nous répète-t-on.

Tant qu'il n'y a pas de cas de coronavirus, on peut recevoir les autres urgences (et les facturer, bien entendu). Alors, si on parvient à cacher à l'ARS la présence de patients suspectés d'être atteints du virus, on ne va tout de même pas admettre implicitement leur existence en reconnaissant comme accident de travail ou maladie professionnelle l'arrêt maladie d'une petite infirmière de nuit…

Quelle que soit la situation, certains ne perdent pas le nord.

À mon retour, aucun de mes collègues n'a ni été testé ni mis en quatorzaine. Peu importe qu'ils aient été à mon contact. Ils ont aussi pris en charge cette patiente malade. Ils peuvent parfaitement être contagieux et contaminer les patients sains. Mais silence, pas vu, pas pris.

Malheureusement, rares sont les soignants qui ont osé dénoncer ouvertement la situation. Lorsqu'on parle, il faut pouvoir se défendre ou se préparer au départ.

La clinique a continué à prendre en charge des patients toujours non testés, comme si de rien n'était. Il fallait éviter d'ébruiter ma contamination. Lorsqu'on connaît le nombre de personnes contaminées et asymptomatiques, il est totalement invraisemblable qu'aucun cas de Covid positif ne soit passé par la clinique. Statistiquement impossible. Et pourtant, officiellement, tout va bien, toujours pas de Covid chez nous.

J'ai été contaminée, je le sais, et désormais tout le monde le sait. Il n'est pas question de laisser la chose passer. Je dois me battre pour changer mon arrêt de travail en accident de travail ou maladie professionnelle. Non seulement pour moi, mais aussi pour rappeler à la direction qu'elle ne peut pas tout se permettre, pas dans cette période si particulière où nous nous mettons réellement en danger chaque jour.

Après de multiples échanges de mails avec la direction et le soutien décisif de la médecine du travail, il est établi que mon arrêt relève d'un accident de travail, avec une contamination par le virus au contact d'un patient. Cette qualification est admise uniquement à l'issue d'une enquête, après avoir communiqué l'identité de la patiente et démontré que je l'avais prise en charge quelques jours avant mes premiers symptômes.

Ma médecin du travail est une femme exceptionnelle. Elle a fait preuve d'une bienveillance inouïe et m'a soutenue lorsque la direction, par des menaces à peine voilées, tentait de m'intimider. J'étais au plus bas moralement. J'ai eu de la chance. Seule, je n'aurais pas gagné ce petit combat.

Un matin, je reçois un courrier de la Sécurité sociale, qui m'annonce :

« L'infection Covid-19 contractée en milieu professionnel ne relève pas d'un accident de travail. Si vous avez eu une forme grave de Covid-19 ayant nécessité le recours à une oxygénothérapie ou toute autre forme d'assistance respiratoire, il faut dans ce cas effectuer une reconnaissance en maladie professionnelle… »

Décidément, personne n'y met du sien. Entre la direction qui a tenté de nier ma contamination au sein de l'établissement et la Sécurité sociale qui attend un passage en réanimation ou la mort pour la reconnaître, ça fait beaucoup. « Nous sommes en guerre, en guerre contre ce virus », a dit le président de la République. En promettant en prime la reconnaissance « automatique » de leur contamination pour tous les soignants qui seraient touchés.

Rechute

Quinze jours après mon retour, je rechute. Je me sens très fatiguée, je suis pâle, aux dires de mes collègues, j'ai 9/6 de tension. Je me dis que ça va aller, je peux tenir, mais à la fin de ma nuit de service, mon corps lâche. J'appelle dans la journée la médecin du travail, qui m'a d'ailleurs fortement conseillé de prolonger mon arrêt. Je n'ai pas le choix, je dois m'arrêter à nouveau, et ce n'est pas du goût de mes supérieurs : « Il fallait prévenir plus tôt pour organiser le service dans ce contexte particulier. » Où avais-je la tête ?

Je pensais au départ que mon cas était isolé, qu'ailleurs on reconnaissait sans problème la contamination des soignants sur leur lieu de travail. En échangeant avec des dizaines d'infirmières, je découvre que beaucoup d'autres directions ont nié la contamination de leurs soignants, se dédouanant ainsi de toute responsabilité.

Certains vacataires ont même vu leurs vacations annulées à la suite de leur contamination, sans que celles-ci ne soient indemnisées. Ils ont purement et simplement été supprimés des plannings. Vous êtes venus nous prêter main-forte pendant cette crise, vous avez pris des risques et êtes contaminés ? Merci, au revoir et bonne chance !

Pour la deuxième vague, combien seront à nouveau prêts à nous aider après avoir été traités de la sorte ?

Pour illustrer ce que pourrait être la réponse à cette question, le témoignage de Brigitte, infirmière venue de l'Aquitaine au plus fort de la crise pour renforcer les équipes d'un hôpital parisien, est assez représentatif :

« Nous y voilà, je viens d'avoir confirmation que je ne bénéficierai pas de ces 1 500 euros, annoncés en grande pompe par notre président de la République en direct au JT de 20 heures, le 25 mars dernier, et destinés à, je cite : "l'ensemble des personnels soignants mobilisés sous forme d'une prime exceptionnelle pour accompagner financièrement cette reconnaissance".

Je suis partie à Paris sur la base du volontariat en renfort à l'hôpital Tenon, pour deux semaines, prolongées de deux semaines supplémentaires à la demande de l'APHP, devant des services qui ne désemplissaient pas. J'ai donc travaillé en secteur Covid du 11 avril au 10 mai.

Le décret relatif à cette prime publié le 14 mai stipule que, pour en bénéficier, les personnels hospitaliers devaient être présents au moins trente jours entre le 1er mars et le 30 avril.

J'ai attendu que le décret soit publié au journal officiel, le 13 juin, pour comprendre que cette non-éligibilité invraisemblable était bien réelle.

Qu'entendait notre président par "personnels mobilisés", ce 25 mars ?

Prendre le train du jour au lendemain, sur demande urgente de l'APHP, pour débarquer la boule au ventre dans une ville inconnue, n'est-ce pas être mobilisé ?

Abandonner son boulot en se faisant remplacer par ses collègues pour aller travailler dans un établissement lointain, alors que j'ai cessé d'exercer à l'hôpital public depuis six ans, n'est-ce pas être mobilisé ?

Accepter de travailler dans des secteurs Covid avec un seul masque par jour, des surblouses artisanales, des surchaussures un jour sur deux et un chaos organisationnel à peine imaginable, n'est-ce pas être mobilisé ?

Rester deux semaines de plus seule, loin des siens et de son confort, n'est-ce pas être mobilisé ?

Je n'ai pas fait ça pour l'argent, bien heureusement, puisque à ce jour, plus d'un mois après mon retour, je n'ai toujours pas perçu l'intégralité de mon salaire, la première partie m'ayant été versée seulement la semaine dernière. […]

J'ai fait ça par solidarité avec mes consœurs et confrères, parce que je pouvais imaginer leur détresse, j'ai fait ça par amour de mon métier… Aujourd'hui, je suis encore une fois déçue par ce manque de considération, abasourdie par tant d'injustice, je me sens trahie et en viens à regretter d'avoir choisi ce métier que j'aimais tant. […]

Soyez sûrs, chers dirigeants, que lors de la deuxième vague ou de la prochaine pandémie, les appels incessants et larmoyants de l'ARS, vos belles promesses et hypocrites flatteries demeureront sans réponse. Je resterai au chaud chez moi, près des miens ! »

Quitter le navire

Après cette première vague, nous pensions que les leçons avaient été tirées et qu'on ne referait pas les mêmes erreurs envers les soignants, qu'ils seraient protégés sur leur lieu de travail, considérés et écoutés. Il n'en est rien, ils ont été une nouvelle fois oubliés, sacrifiés. On leur a même demandé, dans certaines structures, d'aller travailler tout en étant positifs au coronavirus.

Certains vous diront qu'on a joué à la roulette russe avec cette prise de risque invraisemblable ; d'autres vous diront qu'on a mis en danger les patients. Je vous dirai qu'encore une fois, il s'agit d'une illustration concrète du mépris envers ces soignants. Les infirmières ne courent pas les plateaux télévisés pour être interviewées. On ne les entend donc pas. Les médecins, eux, oui, quelle que soit leur spécialité d'ailleurs.

Martin Hirsch, directeur général de l'APHP, révélait qu'en octobre 2020, selon lui, 2 000 soignants étaient contaminés par le coronavirus. Comment est-ce possible ? Que ce chiffre soit réel ou non, comment pouvons-nous avoir de nouveau autant de soignants contaminés ?

Nous étions censés être prêts pour la deuxième vague, le gouvernement l'a répété durant tout l'été.

On nous disait qu'il y avait des stocks de masques, et de blouses, mais on omettait l'essentiel : y a-t-il assez de soignants ?

Il est important d'augmenter la capacité de lits dans les services de réanimation, de commander des respirateurs, du matériel et de pallier les défauts de logistique de la première vague, mais n'est-il pas plus important encore de pallier le manque de personnel ?

Du matériel sans personnel, cela ne sert à rien. Encore une fois, nous avons été piétinés. On a fait comme si nous allions répondre présents, quoi qu'il arrive, car notre dévouement sans faille avait fait ses preuves lors de la première vague. Nous avions pourtant prévenu. Nous étions fatigués, nous nous sentions abandonnés, et nous savions que nous ne tiendrions pas en cas de nouvelle vague.

Pour beaucoup, la corde a lâché. Beaucoup n'ont pas digéré le manque de considération flagrant, qu'il s'agisse des promesses de primes ou de la reconnaissance en maladie professionnelle des soignants atteints. On nous a menti, ça laisse des traces.

Nous sommes nombreux à avoir quitté le navire. Nombreux à l'image de Julie[1], jeune infirmière, qui se prépare à l'idée d'un autre avenir :

« J'ai fait l'école d'infirmière avec plein de rêves et d'ambition. J'étais passionnée. J'aime ce que je fais, mais clairement, plus d'une fois, je me suis dit que je n'aurais pas dû choisir ce métier. Au vu

1. Tous les prénoms ont été modifiés.

des responsabilités et du manque de
sance, ça n'a pas de sens.

Je pense vraiment que je ne passera
ma vie à faire ce métier, malheureu
vivrai à fond ma passion tant qu'elle sera là, mais avec le temps, elle s'épuisera, quand elle ne sera plus là ce sera la fin pour moi. Je ne veux pas être aigrie, car, sans passion, impossible de supporter le quotidien du métier. »

Une enquête menée du 2 au 7 octobre 2020 par l'Ordre des infirmiers, sur 60 000 infirmières à travers le pays, révèle que deux tiers d'entre elles affirment que leurs conditions de travail se sont détériorées depuis le début de la crise. À noter aussi qu'en novembre 2020, en pleine deuxième vague, 10 % des infirmières étaient encore en arrêt maladie pour dépression, épuisement professionnel ou stress post-traumatique.

Je fais partie de ces 10 % de soignants qui n'ont pas pu faire face à cette deuxième vague. La première vague nous a laissé des séquelles, et des questions, sur notre avenir notamment.

Arrêter, c'est une option de plus en plus présente dans l'esprit de beaucoup de soignants. Entre fatigue, peur, lassitude, amertume de la première vague, 40 % des infirmières veulent changer de métier depuis le début de la crise.

Je fais partie de ces 40 %, et j'ai le cœur serré.

2

La psychiatrie, un monde à part

Revenons quelques années en arrière.

2006. Je suis jeune infirmière, pleine d'enthousiasme. Je fais mes premiers pas dans la profession. Il n'y a ni pandémie ni crise sanitaire, juste le quotidien d'un service de soins.

Tout va-t-il pour le mieux dans le meilleur des mondes ?

Loin s'en faut.

Car ce que nous vivons depuis 2020 s'inscrit dans la continuité d'une réalité de terrain vécue (ou subie) par les 750 000 infirmières de France depuis des années. C'est de là que tout part, d'une situation qui n'a cessé de se détériorer, jusqu'à ce que le coronavirus ne joue les éléments déclencheurs et ne révèle au grand public ce qui couvait en silence depuis de nombreuses années.

C'est ce récit, le mien, mais aussi celui de nombreuses infirmières et aides-soignantes, celui d'un mal français, que je vous livre ici.

Les « smarties »

Je travaille de nuit dans une clinique psychiatrique.

J'aime la cohésion de l'équipe, encore plus la nuit. Nous sommes une petite famille. Je suis d'autant plus motivée que beaucoup d'amies infirmières qui exercent en services de psychiatrie me disent aimer leur travail et apprendre énormément aux côtés de médecins psychiatre dévoués à leurs patients. J'aurais aimé vivre la même expérience, mais, dans cette clinique, le tableau était plus contrasté…

J'ai dans mon service une quarantaine de patients. Je fais mes gardes avec mon binôme, Michel, aide-soignant depuis vingt ans, et qui connaît parfaitement les rouages du métier. Un super collègue qui m'aide à prendre mes marques dans le service : la psychiatrie est vraiment un monde à part. Il y a certes des soins à prodiguer, un savoir-faire technique, mais aussi et surtout beaucoup de relationnel, l'aspect humain prend bien souvent le dessus sur l'aspect médical.

Les soins médicaux en psychiatrie reposent avant tout sur l'administration d'énormément de médicaments. Les « smarties », comme on les appelle. Un patient peut avoir dix comprimés à prendre d'un coup. Il m'arrive, bien sûr, de faire des prises de sang, une perfusion de temps en temps, mais surtout beaucoup, beaucoup de piqûres, dans les fesses.

Pourquoi autant de prescriptions ? En théorie parce qu'un médicament provoque des effets secondaires qu'il faut traiter par des médicaments qui eux-mêmes entraînent d'autres effets secondaires, et ainsi de suite. Un effet boule de neige qu'on conjure par une fuite en avant : toujours plus de médicaments.

Le soir, c'est le « cocktail », car s'ajoutent les gouttes et somnifères pour « assommer le patient », comme on dit, notamment certains à qui on donne des doses de cheval. On les reconnaît à leur démarche de zombies, le pas traînant, titubants, le regard vide, comme si on avait appuyé sur le bouton ralenti.

La différence entre leur état leur jour d'arrivée et ce qu'ils sont après un mois d'hospitalisation est stupéfiante. Certains patients, admis pour sevrage, dépression ou anorexie, sont méconnaissables au bout de quelques semaines. Réceptifs à l'arrivée, présents et capables de tenir une conversation, ils ne parviennent bientôt plus à faire une phrase correcte.

« Je crois que venir ici les rend bien plus malades qu'avant…

— Fais gaffe, on dit qu'en psychiatrie, il ne faut pas rester trop longtemps, car tu finis comme les patients. Regarde les psychiatres, beaucoup sont aussi fous que ceux qu'ils soignent. »

Sur le moment, la réplique de Michel me fait sourire. Plus tard, j'ai compris qu'il visait juste. Il avait prédit ce que j'ai vu de mes propres yeux.

« Je te laisse les problèmes... »

Michel et moi, on essaye de faire un maximum d'entretiens infirmiers qui permettent aux patients de nous confier ce qui ne va pas, leurs doutes, leurs ressentis, leurs angoisses. Michel m'apprend à les mettre en confiance. Nous arrivons à désamorcer des situations qui auraient pu s'envenimer. J'ai souvent suggéré à Michel de s'inscrire à l'école d'infirmières.

« Vraiment, tu devrais, tu serais un super infirmier...

— Non, merci, jamais je ne ferai l'école. Je suis très bien à mon poste, parce que faire trois ans pour gagner 300 euros de plus... à quoi bon ? Et avoir toutes ces responsabilités... Non, ça va aller, je te laisse les problèmes. »

Il n'a pas tort...

Les « problèmes », c'est le quotidien de tous les services hospitaliers, et le service psychiatrie de cette clinique n'y échappe pas. Je ne parle pas des difficultés inhérentes au métier. Je parle de celles dont on devrait pouvoir se passer. Je parle de ce qui sort de la normalité, et parfois même de la légalité, mais que nous, infirmières et aides-soignantes, devons gérer et taire.

Ici, chaque duo infirmière + aide-soignante doit s'occuper de plus de quarante patients aux pathologies aussi variées que leurs smarties. Il y a dans ce service des patients schizophrènes qui côtoient de jeunes anorexiques, des dépressifs placés dans la même chambre que des patients suicidaires, des alcooliques en sevrage avec des toxicomanes. Un jour, j'interpelle ma cadre de santé. Dans la même chambre, il y a un patient condamné pour tentative de meurtre sur sa compagne et un homme d'une trentaine d'années entré en dépression depuis son divorce. Je trouve que c'est dangereux. Ce genre d'aberrations est monnaie courante dans le service.

Je décide de crever l'abcès :

« On ne peut pas le changer de chambre ? Je ne suis pas sûre que, dans ces conditions, le patient dépressif puisse aller mieux…

— Tu peux le mettre chambre 25 avec M. X. Mais bon, lui, c'est un suicidaire aussi. Comme tu veux… Et, Nora, arrête de t'impliquer à ce point. Ils sont là. S'ils vont mieux, tant mieux. Et sinon, tant pis. On ne va pas tous les sauver ! Pour info, on n'est pas au Club Med… »

Cette réponse me sidère, et je rétorque :

« Non, mais, tu te rends compte que dans le même service, on a une jeune fille de 17 ans, qui se fait vomir parce qu'elle est obnubilée par l'envie d'être mannequin, et un homme de 54 ans qui a essayé de tuer sa femme ? Il y a un problème, non ?

— Et ils vécurent heureux et eurent beaucoup d'enfants… »

Mes illusions s'évanouissent peu à peu. Je comprends que le pire reste peut-être à venir. C'est un dialogue de sourds : moi, jeune infirmière portée par la passion d'un métier que j'imaginais tourné vers les autres ; elle, cadre-infirmière aguerrie qui fait preuve d'un cynisme qui me glace. Je n'ai plus abordé le sujet.

Je ne lui jette pas la pierre, je ne sais pas ce qu'elle a vécu au cours de sa vie professionnelle pour en arriver là, mais je m'interroge. Et si, moi aussi, je finissais complètement désabusée dans quelques années… ?

Autorisation de sortie

Ce n'est que le début d'une longue suite de déconvenues. Par exemple : des autorisations de sortie sont octroyées à certains pensionnaires. De 14 à 18 heures, des patients passent l'après-midi seuls à l'extérieur, sans surveillance, sans accompagnement. À la suite d'un entretien avec leur psychiatre, il accepte ou non d'accorder une autorisation de sortie pour la journée. Les patients avancent souvent comme motif le besoin de faire des courses. Nous savons que, souvent, c'est totalement faux. L'autorisation signée, nous devons laisser le patient sortir, en lui rappelant les horaires de retour. Il arrive qu'ils reviennent amochés à la suite de bagarres, ou escortés par la police pour des troubles à l'ordre public.

C'est le cas de Sandrine. Elle est schizophrène, persuadée qu'elle est l'incarnation de Michael Jackson. Son rituel du matin : se couvrir le visage de poudre blanche, accumuler les couches de vêtements et visser un casque audio sur sa tête, musique de Michael Jackson évidemment. Un jour de sortie autorisée, elle est ramenée par la police, car elle a semé la panique dans une ville voisine. Une femme, qu'elle a désignée comme Tina Turner, ne l'a pas saluée. Sandrine a piqué une colère monstre, au point d'agresser cette pauvre inconnue.

Lorsque des patients ne sont pas de retour le soir, c'est à nous, à 20 heures, de prévenir le commissariat pour tenter de les retrouver. La plupart du temps, ils finissent par rentrer, bien plus tard dans la soirée.

Ce qu'ils font de leur temps libre à l'extérieur, on le devine selon leurs pathologies. L'alcoolique rentre presque toujours alcoolisé, souvent avec des bouteilles pour les copains du service, le toxicomane complètement drogué avec dans ses poches des provisions pour le lendemain, la schizophrène en pleine bouffée délirante. J'en passe.

Le règlement interdit évidemment que ces substances pénètrent dans l'enceinte de la clinique, mais les collègues ne peuvent pas fouiller tout le monde. Ils ne sont pas assez nombreux et un commerce parallèle s'organise dans le service, dont nous sommes conscients, mais contre lequel nous ne pouvons pas grand-chose. Auprès de qui le dénoncer ? Qui nous aurait écoutés ? Et qui aurait agi ?

Souvent, on retrouve des flacons de Toplexil vides. C'est un sirop contre la toux. La première fois, je demande à Michel, naïvement :

« Dis-moi, ils ont des problèmes de toux dans le service à cause des traitements ? Je trouve souvent des flacons de Toplexil vides.

— Tu es sérieuse là ?, me répond-il, décontenancé.

— Ben oui, il y a beaucoup de bouteilles de sirop vides dans la poubelle de la salle télé. »

Michel me lance un regard contrit. Je crois qu'il vient de réaliser à quel point je débute, et qu'il me reste beaucoup à apprendre sur la réalité du terrain, toutes ces choses qu'on ne nous enseigne pas à l'école d'infirmières. « Alors... Comment te dire... ? Quand ils veulent se shooter et qu'ils n'ont pas beaucoup d'argent, eh bien, ils prennent ça, effet garanti ! » Il ajoute, comme pour me livrer d'emblée un tableau général : « Ne t'étonne pas de voir des suicidaires qui se fournissent en lames de rasoir ou de retrouver des bouteilles de whisky dans des placards. Normalement, nos fouilles servent à ça, mais on ne peut pas fouiller tout le monde, il faut du personnel. Et si tu en attrapes un, le lendemain il demandera à un sortant de refaire les courses, et ainsi de suite. »

On a longtemps cherché des solutions, et nous sommes arrivés à un constat unanimement admis dans le service : notre impuissance. Par manque d'effectif, bien sûr, mais aussi d'écoute et de considération, de jour comme de nuit.

La nuit

La nuit, les angoisses sont exacerbées. Il faut le dire simplement : c'est dangereux. Je me souviens d'avoir dit un jour à une amie : « Quand tu es en psy, tu es comme un maton de prison. Ils sont trop nombreux et je suis obligée d'être ferme, de hurler parfois, parce que sinon, c'est l'émeute et je suis morte. » Surtout avec mon petit gabarit d'un mètre soixante. Michel mesure un mètre cinquante-cinq. On n'a pas le profil pour impressionner, c'est sûr.

Heureusement, on peut compter sur les collègues des deux autres étages en cas de problème, mais, là encore, ils ne sont que deux par service. En cas d'urgence, l'un des deux collègues doit laisser l'autre seul, en espérant qu'il ne se retrouve pas à devoir à son tour gérer une urgence. C'est pour ça que certains patients se voient administrer ces « doses de cheval », notamment la nuit. Pour éviter les agressions. La politique du service est parfaitement claire : on préfère sédater les patients plutôt que d'embaucher du personnel. Le psychiatre que je me risque à interroger sur le sujet m'explique sans détour : « Je n'ai pas envie que vous m'appeliez à 3 heures du matin parce que M. X ne dort pas. Là, au moins, il va bien dormir et tout le monde est content. »

C'est certain, il est plus simple de droguer une personne plutôt que de chercher une alternative aux fameux smarties. Je peux comprendre que, pour des pathologies lourdes, il soit compliqué de trouver une autre solution, mais ce n'est pas le cas de tous les patients à qui on inflige ces surdoses. Les patients dépressifs, par exemple, n'ont pas besoin d'être transformés en pharmacies ambulantes.

Au début, je demande à mes collègues si le dosage des traitements est normal. Un patient, entré pour *burn-out*, prend deux somnifères assez forts et quatre-vingts gouttes d'un neuroleptique. Je m'inquiète auprès de l'infirmière de jour d'une erreur de prescription : « Ce n'est rien ça. Regarde la petite de la chambre 12. Elle est là pour idées suicidaires parce qu'elle se fait harceler à l'école à cause de son poids. On l'a tellement dopée qu'elle a pris dix kilos et c'est à peine si elle arrive à sortir du lit. Alors crois-moi, tu n'as rien vu ! Habitue-toi plutôt et évite de trop poser de questions, parce que soit tu vas te faire virer, soit tu vas finir comme eux. » Voilà qui est clair.

Candeur, naïveté, inexpérience… Je ne sais pas comment qualifier ce qui me pousse à me poser ces questions, et à les poser à mes chefs. Une chose est sûre, je dois rentrer dans le rang, faire mon travail, comme on me l'indique et me taire. Oui, au final, une infirmière aussi, ça ferme sa gueule ou ça démissionne.

Distribuer les doses

Il existe pourtant un moment privilégié supposé nous permettre de nous exprimer : les conclusions aux psychiatres des entretiens infirmiers. C'est le moment où nous, infirmières, qui passons le plus de temps avec les patients, faisons remonter au médecin, le psychiatre en l'occurrence, les informations nécessaires à sa prise de décision. Un des sujets qui revient le plus souvent, c'est la médication excessive. Mais, clairement, notre avis intéresse peu. Voire pas. Nous tentons de débriefer les psychiatres, mais c'est à peine s'ils nous écoutent. L'un d'eux impose même le silence dans la pièce quand il parle… Un jour, parce qu'une collègue ouvre la porte en discutant, il se met dans une colère noire. Il est le thérapeute et nous ne sommes que les petites mains, les exécutantes. Mais nous avons de la chance dans notre malheur : il ne nous demande aucune génuflexion à son passage… Notre rôle : donner les médicaments et ne pas remettre en question l'avis du grand manitou. Parfois, nous en plaisantons avec Michel. « Tu as fini de préparer la drogue ? On doit aller justifier notre salaire. »

Et c'est un peu ça : nous nous positionnons à l'entrée de la pharmacie avec notre chariot et nous distribuons les doses. Les patients font la queue et défilent les uns après les autres. La prise doit se faire devant nous. Cela prend plus de temps pour certains, car il faut surveiller qu'ils aient bien avalé. On vérifie qu'ils ne les ont pas planqués sous la langue pour les cracher par la suite dans la poubelle.

Des petits malins réussissent à nous avoir, il y a beaucoup de « magiciens » en psychiatrie... Lorsqu'on fait les fouilles, on retrouve une poignée de comprimés cachés sous le matelas ou dans la poche d'un pantalon. Il y a même du troc de médicaments. Nous ne pouvons pas fliquer tout le monde. Avec le temps, dépités, on fait avec. Nous avons beau expliquer à la direction que nous ne sommes pas assez nombreux et que cela affecte les soins et la prise en charge des patients, c'est sans importance. Ce qui importe, c'est qu'on soit en poste. Le reste, ce n'est pas leur problème et, selon eux, pas le nôtre non plus.

« Ne tourne jamais le dos au patient »

Certains patients sont agressifs. Un jour, j'ai vraiment cru que j'allais y passer. Michel me l'a pourtant répété : « Règle numéro un en psychiatrie : ne tourne jamais le dos au patient et essaie de n'avoir personne derrière toi. » J'ai écouté, mais sans relever. Ça ressemblait à une réplique tout droit sortie d'un film de gangsters américain. Mais j'aurais dû le prendre au sérieux.

C'est l'hiver. Il est aux alentours de 23 heures. Il est temps d'éteindre les lumières. Comme tous les soirs, nous demandons aux patients de regagner leur chambre. Pour nous, c'est le moment le plus délicat de la nuit. Nous sommes deux face à une quarantaine de pensionnaires, avec des pathologies psychiatriques plus ou moins compliquées. Il nous faut au moins trente minutes pour vider les espaces détente et les couloirs.

Ensuite il faut faire le tour des chambres une par une pour vérifier que chaque occupant est à la bonne place, et nous avons très souvent des surprises… On a l'impression d'être surveillants au collège, il faut être strict et autoritaire, sinon on est foutus. Les patients savent très bien avec quelle équipe ils peuvent déjouer les règles. Nous faisons partie, avec Michel, des soignants à l'écoute mais intransigeants. « Avec vous, c'est cool, on peut parler, mais faut pas vous manquer de respect ou vous défier sinon c'est l'isolement », remarque l'un d'eux. De fait, notre seul moyen pour éviter les agressions ou l'émeute dans le service, c'est de brandir la menace de l'isolement. Ce n'est pas grâce au malheureux bip d'urgence qu'on va s'en sortir. Le temps que les collègues arrivent, tout peut arriver.

Ce soir-là, on évite le drame de peu. J'ai demandé à Marine, patiente schizophrène en phase paranoïaque, de regagner sa chambre. Elle se retourne vers moi, me fixe un instant. Je lui souris, un peu surprise, pressentant qu'il faut être sur nos gardes avec elle. Et lui sourire pour désamorcer sa paranoïa. Marine est dans le service depuis plus de quinze ans et Michel m'a dressé son portrait : « Surtout, tu ne te penches jamais devant elle. Tu restes sur le pas de la porte de sa chambre et tu l'observes avant d'entrer. Si elle se gratte la tête avec insistance et commence ses monologues, tu ne rentres pas. C'est qu'elle est en plein délire et elle va devenir violente. Tu ne pourras pas gérer seule. »

Je dis discrètement à Michel, sur le ton de l'humour : « Je crois que, ce soir, elle va me tuer. Tu as vu son regard, elle m'a fusillée. » Michel ne sourit pas, il est inquiet. Il m'avouera plus tard qu'il l'avait surprise plusieurs fois en train de me fixer. Il connaît Marine et sait qu'elle m'a dans le collimateur.

Je m'avance vers sa chambre. Elle marche quelques pas devant moi. Brusquement, elle s'arrête, reste immobile quelques secondes puis, d'un coup, sans que je comprenne pourquoi, se met à courir vers moi en hurlant : « C'est toi qui as ouvert mon carton de jus d'orange, je vais te tuer, je vais t'étrangler, tu vas mourir, je vais te tuer ! » Tétanisée, je reste là, debout, immobile. Je ne comprends pas ce qui se passe, je ne peux plus réfléchir. Mon cerveau est gelé, la situation m'échappe. Je sens la main de Michel me saisir, il me tire en arrière pour m'éloigner. Son geste me projette au sol. « Appuie sur le bip, vite, vite ! »

Machinalement, je saisis le bip agression. Paniquée, j'appuie dessus plusieurs fois. L'alarme retentit dans les services. Je reprends mes esprits et je vois Michel tenter de maîtriser Marine, qui est dans une rage folle, hurlant à la mort. Dans l'urgence, il l'a plaquée au sol. J'étais sa cible et elle m'a manquée, elle déploie une force surhumaine. Je me relève et saisis, la peur au ventre, les mains de la patiente, les lui bloquant derrière le dos.

Ai-je été formée à cela ? Pas le moins du monde.

Les collègues arrivent en renfort. Ces secondes m'ont paru une éternité. Ils sont deux, je suis soulagée. Ils saisissent Marine et l'emmènent en direction de la salle d'isolement. Nous n'avons pas d'autre choix. Pendant que nous nous occupons d'elle, d'autres patients sortent excités de leur chambre et il faut les canaliser sans ajouter de l'huile sur le feu.

Je donne le change, avec le sourire, c'est ma seule arme. Quelques minutes plus tard, les couloirs sont vides et je cours rejoindre le reste de l'équipe pour appeler le médecin de garde et l'informer de la situation. La patiente passera la nuit dans la pièce vide, avec un matelas et un seau, le temps que son psychiatre passe la voir, uniquement le lendemain. C'est le protocole du service :

il ne faut pas déranger les psychiatres la nuit, on le sait. Ils dorment…

J'ai beaucoup culpabilisé en voyant Marine dans cette pièce lugubre. J'ai passé la nuit sur la chaise à l'observer, de peur qu'elle ne tente de se suicider. C'était ma plus grande crainte : le suicide d'un patient après une crise. Certes, elle a essayé de m'agresser, mais elle est malade. Comment lui en vouloir ? En psychiatrie, faire face à des crises de ce genre, c'est risqué mais c'est normal. Les patients ont des pathologies qui, par définition, les conduisent à être dangereux parfois.

Ce qui n'est pas normal, c'est de ne pas renforcer les équipes de soignants, de ne pas leur donner les moyens d'éviter de courir des risques inutiles.

Ce qui n'est pas normal, c'est de trop compter sur le facteur chance. Tant qu'il n'y a pas eu de drame, il n'y pas de raisons de changer les choses. Et si drame il y a, tant que personne n'en parle…

Éviter les drames

Il n'y a pas qu'en psychiatrie qu'on évite les drames *in extremis*. Nina m'a fait part des situations dangereuses auxquelles elle a été confrontée au cours de sa carrière d'infirmière. Elle me raconte notamment un accouchement auquel elle a participé, et qui aurait pu connaître une fin terrible :

« J'ai choisi de ne pas prendre de poste fixe et de découvrir les différentes facettes du métier, je voulais surtout être libre de partir quand je le souhaitais. On voit de tout en faisant plein d'établissements, surtout l'envers du décor, et j'ai le sentiment que les choses ont changé avec les années. Aujourd'hui, on retrouve une désespérance non seulement chez les infirmières diplômées, mais aussi, et c'est beaucoup plus inquiétant, chez les étudiants. Rares sont les étudiants que je vois sourire. Je me demande parfois s'ils ont le feu sacré ou s'ils ont choisi cette voie par dépit, ou encore s'ils sont déjà effrayés par le métier.

Notre métier n'évolue pas dans le bon sens, c'est évident. Et, avec le manque de personnel, ça devient dangereux.

J'ai fait un passage en obstétrique. On fonctionnait en garde avec deux sages-femmes et une infirmière de bloc. Comme partout, on manquait de personnel. J'y ai vécu des moments d'une rare intensité. J'y ai souri, j'y ai ri, j'y ai pleuré. J'y ai vu l'émerveillement, mais aussi la détresse.

Je revois cette patiente, une très belle femme de grande taille, qui chantait en salle de réveil. J'étais de garde avec une sage-femme, tout petit gabarit quant à elle. Les heures passaient au rythme des examens, du moniteur fœtal et des chants de cette patiente.

Nous étions tranquillement dans le poste de soins en train de préparer nos perfusions à venir, ainsi que les piluliers pour la nuit et le lendemain.

Nous remplissions également des dossiers, en faisant nos transmissions pour les collègues de jour, quand j'ai interpellé ma collègue sage-femme : "Elle ne chante plus." Nous laissions toujours la porte ouverte, au cas où une sonnette ne fonctionnait pas et que nous n'entendions pas les appels d'une patiente.

Nous nous sommes précipitées dans la salle. La dame était debout sur la table d'accouchement et elle poussait. Aucun moyen de la faire s'allonger. Je revois le visage angoissé de ma collègue qui me dit : "Je suis trop petite, mets des gants ! Il va falloir le rattraper au vol !"

D'ordinaire, je ne panique pas, mais là, je n'en menais vraiment pas large. Et puis l'enfant est apparu… À bout de bras, je l'ai attrapé, en criant à ma collègue : "Dépêche-toi, il glisse !" La nouvelle maman était d'un calme surprenant. Je lui ai demandé si elle ne voulait pas s'allonger et elle m'a répondu : "Non, non, c'est bon, ça va."

C'était mon premier accouchement à la verticale. Le calme est revenu, le bébé allait bien, la maman aussi. Je me suis souvent demandé comment aurait fait une jeune diplômée sans expérience dans cette situation.

On nous envoie souvent sans expérience dans des services. L'issue de cet accouchement aurait pu être fatale. »

Être infirmière, ça s'apprend sur le tas, souvent, et ça ne devrait pas. Le manque de formation nous conduit à exercer en insécurité, ce dont témoigne Marie :

« J'ai repris un poste à temps plein dans un CHU. Auparavant, j'étais de nuit et je voulais repasser de jour et intégrer le pool, l'équipe de remplacement de l'hôpital. Le pool a été une expérience enrichissante, j'ai adoré. Mais c'est là aussi où je me suis dit : "Mais où va-t-on ?" Tu n'es formée à rien, tu apprends sur le tas. Ça te met dans un état de tension quasi permanent. Tu ne te sens pas en sécurité, que ce soit pour le patient ou pour toi. Tu arrives dans le service, on te transmet les patients et c'est parti. Tu es censée savoir tout faire, alors qu'il y a forcément des soins que tu n'as pas eu l'occasion de pratiquer pendant tes stages. Du coup, tu arrives tous les jours plus tôt pour faire des recherches, avancer un peu sur tes soins. Tu pars plus tard parce que tu mets deux fois plus de temps à faire les choses. Tu te perds dans les rangements, les protocoles de service, et cette tension te fatigue avec le temps. Tu as peur de te tromper dans l'administration de certains médicaments, par exemple.

J'ai quitté le service, car je ne pouvais pas continuer à bosser en insécurité comme ça, avec une paie qui n'est pas à la hauteur du travail fourni et des heures supplémentaires non rémunérées. Quand je travaillais en réanimation, j'arrivais à 7 heures pour une journée de douze heures, et il était fréquent que je fasse cela sans pause, par manque de temps. Je ne buvais pas, car je savais que je n'aurais pas le temps d'aller aux toilettes. Les patients ne peuvent pas être laissés seuls cinq minutes et les autres collègues sont débordés. L'aspect psychologique de notre métier est très négligé. Nous n'avions jamais d'entretiens avec le psychologue, après des décès notamment. On devait gérer seules et, quand on n'y arrivait plus, on craquait ou on arrêtait. »

Descente aux enfers

En psychiatrie, les journées défilent, les patients sont toujours aussi nombreux. Il y a des habitués, qui sortent et reviennent une fois par an dans le service, comme un pèlerinage. Un de ces réguliers, à qui je demande comment s'est passée sa sortie me répond : « Très bien, mais j'ai besoin de prendre l'air, ma femme me fatigue ! » En plaisantant, je lui fais remarquer que c'est un hôpital, pas un club de vacances, ce à quoi il rétorque : « Faudra dire ça au psy, c'est lui qui m'a proposé de venir. En plus, il ne fait que me donner des médocs, alors que je ne les prends même pas. » C'est la méthode de certains psys : prescription d'anxiolytiques, somnifères et, pour finir, l'hospitalisation. Heureusement, ils ne travaillent pas tous de la même manière.

Plus le temps passe, plus je trouve mon travail inutile. Je n'avais pas imaginé exercer de cette façon. J'y pense jour et nuit. Et la réflexion se transforme en angoisse, surtout à l'approche de ma prise de service. Peu à peu, je sens que ça affecte mon humeur, ma santé. J'ai un sommeil complètement déréglé, je suis anxieuse, je perds patience. Je suis résignée face à cette situation, mais j'ai besoin de ce travail, je ne peux pas démissionner. Alors, je ne cherche plus à comprendre, j'exécute, comme on me le demande, je mets cette barrière entre les patients et moi. Les choses commencent à vraiment se dégrader. Je ne supporte plus d'entendre des gens se plaindre. Psychologiquement, je suis atteinte. Physiquement aussi, j'ai perdu beaucoup de poids.

La descente aux enfers débute le jour où je commence à me servir dans la pharmacie du service, un quart de Lexomil. Je dors mal, très mal. J'en ai parlé à une collègue qui m'a conseillé de le faire. Selon elle, d'autres collègues y ont recours quand elles se sentent vraiment mal. Je me persuade que c'est temporaire, que ça ne va pas me tuer. Il est clair qu'en comparaison des patients, ce n'est rien. Mais je suis soignante, pas patiente.

« Dis-moi, Nora, tu es malade ? », me demande Michel. Je nie. « Je ne sais pas si tu t'es vue, mais tu as fondu. Tu as les yeux creusés et je vois que tu prends trop de café, en ce moment… » L'avantage d'un tel binôme, c'est qu'on se soutient, et qu'avec le temps, on apprend à déceler chez l'autre ce qui ne va pas. Les épreuves traversées créent du lien. Je pèse 49 kilos et je bois huit cafés dans la nuit.

Michel l'ignore, mais je suis passée d'un quart d'anxiolytique à un entier. Ma famille s'inquiète, mais seule ma mère a compris que le problème vient du travail. Elle me répète : « Arrête de travailler en psychiatrie, va dans d'autres services, c'est mieux pour toi. » Je me confie, elle écoute mes histoires sans m'arrêter. Elle a toujours cette phrase douce, qui vous fait réfléchir sans vous brusquer : « Fais ce qui est bon pour toi. »

La mise en garde de Michel me revient à l'esprit : « Fais gaffe, on dit qu'en psychiatrie, il ne faut pas rester trop longtemps car tu finis comme les patients. » Il est temps de remettre en question ma routine.

Je voue une véritable admiration à ces infirmières qui persistent dans ces services pendant des années et tentent de faire leur métier avec si peu de moyens, elles sont fortes et courageuses. Une de mes amies proches est toujours dans cette clinique, et me dit parfois : « La psy, c'est dur mais je n'ai pas le choix, Nora. J'ai toujours fait de la psychiatrie, je ne connais que ça. Comment veux-tu que je passe dans un service de chirurgie ? C'est impensable ! » Je comprends. Elle a des responsabilités familiales, des factures à payer, elle ne peut pas se permettre d'aller voir si l'herbe est plus verte ailleurs. Elle reste, elle s'adapte, elle continue, malgré tout.

Mon contexte était différent. Ma santé en avait pris un sérieux coup et je ne me reconnaissais plus. Moi, la fille au caractère bien trempé qui s'efforçait de maîtriser les situations coûte que coûte, je m'étais laissé envahir par ce quotidien difficile. Beaucoup d'autres infirmières de l'équipe étaient déjà parties, d'ailleurs, et je savais que mon heure allait arriver.

J'ai démissionné peu de temps après, au bout de quatre années à me sentir dépérir peu à peu. Par la suite et jusqu'à ce jour, je n'ai plus jamais travaillé dans un service de psychiatrie. Je sais que les choses n'ont pas changé, et que c'était partout pareil. Les collègues travaillant dans d'autres structures subissent le même quotidien, la situation se dégrade un peu plus chaque jour et personne ne s'en alarme.

Il n'y a pas que les soignants qui sont en danger, les patients aussi le sont.

Cela nous concerne tous.

3

Soins à domicile : la solitude, même face à la mort

Je n'ai plus de travail fixe. Je fais des vacations dans différents établissements hospitaliers pendant deux ans, en attendant de trouver un poste en CDI correspondant à mes recherches. Mais la vie est parfois faite de coïncidences heureuses. Une amie qui travaille en tant qu'aide-soignante en hospitalisation à domicile m'informe que son établissement recherche des infirmières et me conseille d'y postuler.

J'ai souvent entendu dire qu'en soins à domicile, on peut accorder plus de temps aux patients, que le rythme est moins soutenu qu'à l'hôpital. Ce vent de liberté m'attire après des années en service fermé. Quelques semaines plus tard, je suis engagée. Une excellente nouvelle, croyais-je.

Sur la route

Le premier jour, je suis en doublon. Je fais la tournée des patients avec une infirmière qui me forme aux habitudes, aux soins et aux spécificités de l'hospitalisation à domicile.

Tout se passe très bien avec ma collègue. Nous échangeons énormément durant le trajet entre chaque rendez-vous. C'est une jeune diplômée. Elle est en poste depuis six mois et m'explique que, pour le moment, elle tient le coup, mais qu'il y a beaucoup de rotations dans la structure, les gens ne restent pas longtemps. Elle ne sait pas combien de temps elle-même restera, mais certainement pas longtemps non plus. Je m'étonne qu'elle se pose déjà la question du départ.

Ses conseils sont notamment de ne pas être trop proche des patients et de ne pas prendre d'initiative, car la cadre de santé, supérieure hiérarchique des infirmières, n'apprécie pas. Je n'en saurai pas plus pour le moment.

Quelques jours plus tard, j'entame ma tournée seule et je rejoins « l'équipe du soir ». Je commence à 15 heures pour finir à 22 heures. J'ai en général huit patients, uniquement des patients cancéreux, et le travail se révèle bien plus compliqué que je ne l'imaginais. Il faut s'occuper des chimiothérapies, des pansements assez complexes, des perfusions, de beaucoup d'autres soins et, surtout, du relationnel, primordial dans ce genre de cas. Nous essayons, avec mes collègues aides-soignantes, de nous retrouver ensemble chez les patients qui ont des soins lourds, afin de travailler en équipe, c'est plus agréable pour tout le monde.

Je m'aperçois vite qu'il est illusoire de croire que je vais accorder plus de temps aux malades. Il y a parfois plus de 30 kilomètres à faire entre deux rendez-vous, je passe plus de temps dans les bouchons ou à chercher une place pour me garer qu'à prodiguer des soins.

Les tournées s'enchaînent, et j'observe des dysfonctionnements dans mon service. Je ne dis rien, j'ai bien entendu les conseils de ma collègue, qui font peu à peu sens… Il arrive que la cadre de santé oublie des patients sur la tournée, ce sont eux qui nous appellent pour nous demander de venir. Quant à ceux qui ne peuvent pas appeler, ils passent à la trappe.

« C'est une pompe à fric avant tout »

Un beau jour, en pleine tournée, je reçois un coup de fil de ma cadre. Elle me demande en urgence d'aller chez René, un patient en fin de vie, pour lui faire les perfusions qui l'accompagneront jusqu'à sa mort. Je n'ai aucun produit à administrer dans mon coffre. « Tout ce dont tu as besoin est au domicile du patient », me répond-elle. Aussitôt, je m'exécute.

Arrivée chez René, sa femme en larmes me fait entrer. Je connais ce patient, j'ai vu la dégradation de son état. Il a 60 ans et son cancer, fulgurant, est très avancé. La maladie ne lui a laissé aucune chance. Il a choisi l'hospitalisation à domicile pour finir ses jours auprès de son épouse. Il gémit, sentant probablement qu'il s'en va. C'est déchirant, mais je ne dois rien laisser transparaître. Dans ces moments, il est très difficile de trouver les mots pour soulager la douleur de la personne malade, et plus encore celle de sa famille. Je me dirige rapidement vers la chambre où le matériel est entreposé, pour renouveler la perfusion bientôt vide. Je fouille les cartons un par un, mais rien, aucun produit. J'appelle ma cadre pour l'en informer. « Tu n'as qu'à attendre que le coursier te les apporte. »

Je me contiens. Je n'ai qu'une envie : exploser et lui dire ce que je pense d'elle, mais ce n'est pas le moment. Je lui demande d'appeler le médecin. René halète, il est visiblement en train de rendre son dernier souffle. Je n'ai jamais eu à faire face seule à une fin de vie, je suis totalement désemparée face à la situation. Les instructions sont de le laisser partir, il faut soulager sa douleur.

Sa femme est en larmes, assise sur une chaise. Ses mains recouvrent son visage, elle est si digne. Elle se lève, vient jusqu'à moi et pose sa main sur mon épaule : « Ne vous inquiétez pas, c'est la vie, il ne veut pas être réanimé et, de toute façon, c'est fini. » Elle a dû sentir mon désarroi.

Cette scène m'a marquée pour la vie. J'étais bouleversée. Je ne pouvais rien faire, à part accompagner ses derniers instants en lui tenant la main. C'était mon premier décès au domicile d'un patient. Seule face à la mort.

Le médecin finit par arriver, mais toujours pas de coursier. Il ne viendra jamais. Le médecin a l'air pressé de repartir. Il rédige le certificat de décès et se fait raccompagner à la porte par l'épouse de René. C'est expéditif et lunaire pour moi qui pensais qu'il allait passer plus de temps avec elle, la réconforter, et pas simplement accomplir son devoir administratif. Je suis seule avec un homme mort et sa femme qu'il faut consoler. Je réalise l'importance de toujours, en toutes circonstances, garder son empathie et son humanité.

Être soignant, ce n'est pas un métier comme les autres.

Je ne veux pas l'oublier.

Une collègue infirmière me rejoint avec les produits tant attendus. C'est évidemment trop tard. Pendant que nous « préparons » le patient, en lui faisant sa toilette mortuaire, je lui fais part de ma colère. Elle n'a pas l'air surprise et me chuchote avec cynisme : « Tu n'as encore rien vu, plus vite les patients décèdent, plus vite on peut en prendre des nouveaux ! C'est triste, mais c'est une question de business, ici. C'est une pompe à fric avant tout. » On en est là.

Quand je la quitte, la femme de René me prend dans ses bras et me remercie. Une fois dans la voiture, je craque, je fonds en larmes. Je n'étais pas prête. Je savais qu'inéluctablement, cela arriverait, qu'un de mes patients finirait par décéder, mais pas dans ces conditions.

Nombre de jeunes diplômés doivent faire face à cet événement. Isolés, face à une situation funeste, et contraints de poursuivre leur tournée comme si de rien n'était.

La gestion du matériel

Le lendemain, en retournant au bureau, j'exprime mon mécontentement. Ma supérieure me fixe avec un air condescendant : « Bienvenue chez les cancéreux ! Si tu n'es pas contente, tu t'en vas. Des infirmières, il y en a plein d'autres sur le marché. »

Au-delà de ce que je considère être de l'incompétence, ce qui me frappe, c'est qu'elle a instauré un climat de terreur et que personne n'ose lui tenir tête. Je cherche l'humanité dans ses propos, vainement. Je lui reproche ce patient parti dans la douleur, au lieu d'être soulagé, et de m'avoir envoyée au front sans s'assurer que le matériel était à domicile, un amateurisme qu'elle assume.

Deux jours plus tard, je suis convoquée par la directrice de soins. Elle me fait remarquer que je suis nouvelle infirmière et que je dois rester à ma place. Traduction : ne jamais remettre en question les choix de ma cadre. J'ai l'impression d'être face à un « clan » solidaire dans la bêtise, aucune communication n'est possible.

Par la suite, je fais profil bas. J'exécute et j'observe, sans rien dénoncer des injustices et des aberrations, notamment pour ce qui est du matériel. Dans la grande majorité des services en France, on fait très attention au matériel et le gaspillage n'existe pas. Mais pas ici. Nous avons chaque semaine une dotation, un « coffre », comme on l'appelle entre nous. Il s'agit de deux ou trois cartons de matériel pour les perfusions et les prélèvements, antiseptiques, gants, compresses, blouses, masques, etc.

Chaque semaine, il faut renouveler le stock : même s'il est suffisant, il faut passer commande dans tous les cas. Je demande à mes collègues ce qu'elles font du matériel qui s'accumule, elles me disent le stocker chez elles, au cas où. C'est fou, quand on sait que, dans certains services, on compte le nombre de gants pour chaque soignant, comme en témoigne Sofia :

« Je suis infirmière depuis bientôt deux ans et le manque de matériel, je l'ai remarqué pendant mes études, déjà. En stage de gastro, il y avait une livraison de dix draps le vendredi à midi pour le week-end complet. À 17 heures, nous avions déjà sept sortants, donc pas de draps pour le reste de la journée.

Ensuite, aux urgences, toujours en stage, c'était le matériel pour les pansements, les compresses, les gants stériles, qui manquaient.

En réanimation, on manquait d'alimentation parentérale. On était obligés de faire changer les prescriptions, car il ne restait pas les bons dosages caloriques. C'était pareil pour les poches de sérum physiologique et de glucose.

Sans oublier les problèmes d'intendance, avec les ascenseurs toujours en panne, ce qui rend compliqué le déplacement des patients d'un service à l'autre. »

Dans la structure de soins à domicile où je travaille, la bonne gestion du matériel n'est tout simplement pas un sujet. Tellement pas qu'il nous est interdit de récupérer celui qui reste « en trop » chez les patients. Quand un malade finit ses chimiothérapies ou ses soins, il se retrouve avec un stock de produits et médicaments inutilisés. Nous avons compté un jour, chez une patiente atteinte d'un cancer du sein en rémission, 64 boîtes de paracétamol que la pharmacie avait refusé de lui reprendre ! Je lui ai conseillé de les donner à des associations humanitaires, qui les récoltent pour des personnes dans le besoin.

Entre collègues, on aborde souvent le sujet des dépenses inutiles. On se dit que le trou de la Sécurité sociale prend sa source ici.

Deux poids, deux mesures…

Plus le temps passe et plus je suis témoin de scènes surréalistes, et parfois d'injustices envers les patients. Ils ne sont pas tous traités de la même manière. L'exclusion des soins d'un patient étranger sans emploi me choque tout particulièrement. La raison invoquée : il aurait haussé le ton envers un soignant.

En y regardant de plus près, l'attitude du patient est selon moi compréhensible, le soignant en question est connu pour être désagréable. Personne ne le supporte dans le service, mais il est proche de la direction, donc on se tait pour ne pas avoir de problèmes. Un dossier d'exclusion est créé, précisant que le soignant a été agressé physiquement. Une pure invention, à mon avis, mais le patient, compte tenu de sa situation, ne se plaindra probablement pas.

Je connais cet homme, il est extrêmement poli et ne cesse de nous remercier pour ce que nous faisons pour lui.

Dans le même temps, nous soignons un patient avocat qui nous insulte allègrement et jette des objets lorsque nous arrivons en retard. Nous l'avons signalé à maintes reprises, mais, de peur d'avoir un procès, la direction ferme les yeux.

Deux poids, deux mesures…

Des différences de traitement, j'en ai malheureusement constaté dans plusieurs structures.

Nous pensons soigner sans discriminer, que tout le monde sera traité de la même manière. La réalité est tout autre.

J'assiste à cette mascarade sans rechigner, car je sais qu'à la moindre remarque, je prends la porte. Lorsqu'on veut virer une infirmière, on trouve toujours une raison. Il suffit d'un oubli, même sans gravité pour le patient : il prendra des proportions inimaginables, à vous faire douter de votre capacité à être soignante. Plus simplement parfois, on tentera de vous user pour que vous partiez de vous-même ; c'est ce qui m'attendait.

À l'usure

Chaque semaine, nous avons des réunions d'équipe pour faire le point sur les patients. Un jour, lorsque mon tour arrive, je fais mes transmissions, comme d'habitude, mais je suis sans cesse reprise par la cadre. Pas une phrase sans que je sois coupée et contredite. Elle tente par tous les moyens de m'humilier, de me déstabiliser pour mieux asseoir son autorité devant les collègues. Manque de chance, elle ne trouve rien de réellement important à redire.

À la fin de la réunion, l'infirmière qui m'a formée me prend à part. « Fais attention, toutes les questions qu'elle t'a posées, la cadre, c'est sa méthode quand elle cherche à virer quelqu'un qui la dérange. » Il y a des précédents. Elle a raison :

par la suite, une succession d'événements me pousse à partir.

Un soir, mon téléphone sonne à 21 h 45. C'est la directrice des soins qui m'ordonne de traverser la capitale pour éteindre une pompe à morphine dans une maison de retraite. Je la trouve culottée de m'appeler à quinze minutes de la fin de mon service pour une tâche qui m'oblige à faire une heure de trajet. Il s'agit simplement d'éteindre une machine, des soignantes sont sur place. L'aide-soignante qui m'accueille s'étonne à mon arrivée sur les lieux : « Tu n'es quand même pas venue que pour ça ? »

Un autre jour, en pleine tournée, ma cadre exige que je revienne au bureau. Une patiente sous chimiothérapie a demandé que ce soit moi, personnellement, qui m'occupe d'elle. Je reçois un deuxième avertissement, au motif qu'il n'est pas autorisé de se lier de sympathie avec les malades. Je n'en reviens pas ! Nous sommes censées nous occuper de patients atteints de pathologies difficiles, faire preuve d'empathie, d'écoute, et les rassurer… Je suis sanctionnée pour avoir bien fait mon métier… avec humanité.

Cela a duré deux mois. Je prends sur moi. La moitié de l'équipe a changé depuis mon arrivée, le *turn-over* est incessant. J'ai toujours pensé qu'un service qui garde ses équipes est un service dans lequel la hiérarchie est bienveillante, l'inverse de ce que je vis. Le travail est difficile psychologiquement : nous devons faire face à beaucoup de décès, toujours seules. Aucun accompagnement. Et aucune faiblesse n'est permise, au risque de se retrouver sur la touche ou d'être pointée du doigt.

Les pressions sont récurrentes de la part de ma hiérarchie, mais j'ai décidé de tenir. Je m'accroche aux patients et à la relation de confiance qui s'installe avec eux. Beaucoup d'infirmières sont dans le même cas en soins à domicile. Elles persistent, malgré les difficultés, pour ces patients qui en ont besoin, pour la haute idée qu'elles se font du devoir de soigner. Nous sommes parfois la seule visite de leur journée, un lien fort – qu'on me reproche – se noue avec le temps. On s'attache, qu'on le veuille ou non. On évite à certains l'isolement et l'exclusion, grâce à nos passages réguliers. Alors, on encaisse.

Bouclette

En dépit de ce double avertissement surréaliste, je continue mes tournées. Je m'occupe notamment d'une petite fille de 5 ans sous chimiothérapie. Je la surnomme « Bouclette », j'ai pris l'habitude de lui apporter des friandises à chacune de mes visites. J'essaye de passer un peu plus de temps avec elle pour que le soin ne l'effraie pas.

Au départ, j'éprouve une réticence à travailler avec des enfants, l'affect prend trop souvent le dessus. Je le reconnais, il m'est très difficile de rester distante face à la douleur de ces âmes innocentes, l'émotion est compliquée à canaliser.

Je suis à dix minutes du domicile de Bouclette quand la sonnerie de mon téléphone retentit. Au bout du fil, ma cadre veut savoir où j'en suis dans ma tournée. Je reste sur mes gardes, je m'attends à un piège, et suis soulagée de lui annoncer qu'il ne me reste que ma jeune patiente. Elle sait que je lui rends visite en dernier pour avoir davantage de temps à lui consacrer, quitte à dépasser mes horaires parfois. Tous mes collègues savent que je suis très sensible lorsqu'il s'agit des enfants en général, et de Bouclette en particulier.

« Elle est morte. Considère que tu as fini ta tournée. »

Puis le silence.

Rien ne m'a préparée aux mots que ma supérieure me lance, sans émotion aucune, et qui résonnent encore dans ma tête.

Elle a raccroché.

J'ai démissionné le lendemain.

4

Les EHPAD ou le règne du profit

Tous les soignants qui travaillent aux côtés des personnes âgées vous diront qu'ils aiment ça et ne souhaitent pas changer. Ils ont montré leur dévouement durant la crise sanitaire de 2020 : sans ces lanceurs d'alerte au sein des EHPAD, le bilan aurait été bien plus dramatique. Les personnes âgées sont les grandes oubliées du début de pandémie. Au départ leurs décès n'étaient pas comptabilisés dans le bilan quotidien donné par le gouvernement.

Dans les EHPAD, les soignants ont tenté de lutter contre les conséquences de la Covid, mais l'ennemi était bien trop virulent. Certains sont allés plus loin que ce qui leur était demandé et ont pris l'initiative de s'enfermer sur leur lieu de travail, de se couper du monde, de leurs familles, pour éviter la propagation de la maladie au sein de leur établissement. Ils se sont employés à ne pas abandonner leurs aînés et à les préserver tant bien que mal. Malheureusement, l'hécatombe a eu lieu.

L'équation de rentabilité

Nous savons, depuis des années, que les conditions de travail dans les maisons de retraite sont parfois inacceptables. La majorité d'entre elles sont détenues par de grands groupes privés qui, par définition, ont le profit pour objectif principal. On demande à ces groupes privés d'assurer, en toute autonomie, une mission de santé publique aussi importante que le bien-être de nos aînés et l'accompagnement de leur fin de vie dans la dignité. Et puisqu'il s'agit de concilier des intérêts sinon contradictoires, pour le moins éloignés, la variable d'ajustement devient inévitablement le personnel. Il faut réduire le coût des personnels soignants, et donc leur nombre, pour atteindre une équation de rentabilité satisfaisante.

Ce discours, c'est celui que j'ai maintes fois entendu lors d'échanges avec le personnel soignant, mais aussi avec quelques cadres de la direction de maisons de retraite.

Sur le terrain, la conséquence est bien visible : sous-effectif, pression de la hiérarchie, qualité des soins dégradée, etc. Je l'ai vu de mes propres yeux en travaillant au sein de plusieurs établissements accueillant des personnes âgées. Au départ, je faisais des remplacements ponctuels de personnels, puis le ponctuel s'est mué en plus long terme.

Les coûts pour la structure sont réduits, mais les tarifs pour les résidents, eux, ne diminuent pas. Dans certains EPHAD, les « loyers » versés par les personnes âgées varient de 3 000 euros à 7 500 euros. Cet écart est « justifié » par les services, et surtout la taille de la chambre : parfois, le montant du loyer peut doubler simplement pour bénéficier d'une chambre individuelle, avec quelques mètres carrés de plus.

Parlons des repas. J'ai récemment eu une conversation avec un cuisinier d'une maison de retraite. Elle fait partie du haut du panier, avec des prix très élevés comparés à la moyenne. Je me suis toujours demandé combien coûtaient les repas pour une journée : petit déjeuner/déjeuner/goûter/dîner (à 18 heures… mieux vaut ne pas avoir faim dans la nuit). La réponse du cuisinier m'a stupéfiée : « On a pour consigne de ne pas dépasser cinq euros par jour et par personne, pour la totalité des repas. Tout est rationné, aucun gaspillage n'est toléré, on est rappelés à l'ordre lors des comptes. »

Depuis peu, de véritables enquêtes journalistiques dévoilent la manière dont sont traitées les personnes âgées dans certaines maisons de retraite. Ces situations scandaleuses existent depuis longtemps, mais elles étaient tues.

Fort heureusement, en EHPAD comme en soins à domicile, nombreux sont les soignants qui en font plus que ce qui leur est demandé par leur hiérarchie, dans l'intérêt de leurs patients. Il faut parfois faire leurs courses, gérer l'administratif, et tout simplement être présent pour eux lorsque les familles ne leur rendent pas visite.

Toujours plus avec toujours moins

J'ai commencé à m'occuper de patients âgés il y a une dizaine d'années, en faisant des remplacements dans une structure indépendante. Chaque résident logeait dans un studio et avait le droit d'avoir son animal de compagnie, un luxe.

Je suis la seule infirmière, avec trois aides-soignantes et deux auxiliaires de vie. Autant dire qu'on ne chôme pas. Je pense que, sans entraide, il aurait été impossible de prendre en charge tout le monde. Nous sommes unanimement contentes de voir arriver en renfort, de temps à autre, des étudiantes infirmières ou aides-soignantes. Dans les faits, bien qu'étudiants, ils ne sont pas là pour apprendre à nos côtés, mais pour faire avec nous. C'est du personnel supplémentaire, et à moindre coût. Pour dire les choses très clairement, sans la présence de ces étudiants, nous ne pouvons pas assumer toutes les tâches qui nous incombent et il faut faire des choix délicats, notamment au niveau de l'hygiène des patients (les toilettes en particulier). La douche n'est pas quotidienne.

Au début, malgré les difficultés, les résidents ont l'air épanouis, surtout si on compare leur situation à celle de patients dans d'autres établissements.

Chaque matin, Régina, 81 ans, réunit autour du piano d'autres pensionnaires. Ils chantent, rient, tout ce petit monde est heureux. En les regardant, on oublie presque les clichés habituels sur les maisons de retraite. Une semaine avant mon arrivée, mes collègues ont même célébré un mariage, sur le thème « Las Vegas », entre Simone, 76 ans, et Philippe, 79 ans.

Le matériel à disposition est suffisant pour faire les soins et pour accomplir nos tâches quotidiennes.

Malheureusement, cette situation ne devait pas durer.

L'établissement, comme beaucoup d'autres, est racheté par un grand groupe, et il ne faut pas longtemps pour que les choses se dégradent considérablement.

Le mot d'ordre devient « économies ».

Le matériel commence à manquer, le personnel est réduit (nous n'étions déjà pas en nombre suffisant). On nous demande de faire toujours plus, avec toujours plus de restrictions. Dès qu'un patient décède, il faut vite remplir le lit, car un lit vacant, c'est un manque à gagner pour la structure.

Canicule

Je me souviens d'un été particulièrement chaud, pire période pour travailler en EHPAD.

La canicule est notre hantise. On tente d'hydrater au maximum les patients, de passer très régulièrement vérifier leur état de santé.

Ma journée commence à 7 h 15. Je prends la relève auprès de l'aide-soignante de nuit. Dans cet établissement, comme dans beaucoup d'autres partout en France, on estime que les personnes âgées n'ont pas besoin de soins infirmiers la nuit, donc pas besoin d'infirmière, et une aide-soignante coûte un peu moins cher.

Ma collègue me signale qu'il y a des patients déshydratés à surveiller. J'ai plusieurs perfusions à poser, mais il ne reste que trois poches d'hydratation pour tout le week-end. La pharmacie n'a pas livré. Ça arrive. En général, on donne des gelées pour ceux qui peuvent avaler. Et pour les autres ? « Ça attendra lundi », me répond-elle. Le décor est planté.

Seule infirmière, j'ai à ma charge cinquante patients sur deux ailes de bâtiments, établies toutes deux sur trois étages. Je vais faire mon quota de marche pour le mois en douze heures de travail. Je prends mon premier chariot pour faire mon tour des médicaments, la surveillance des glycémies, etc.

7 h 45. Première patiente. À peine ses pilules avalées, mon téléphone sonne. C'est ma collègue aide-soignante dans l'autre aile, il y a urgence. Mireille, une dame de 84 ans, est inconsciente dans son lit. Je sors précipitamment, enferme mon chariot dans l'office pour éviter qu'il soit « visité »

en mon absence et, tensiomètre sous le bras, je cours vers la chambre de Mireille. Il y a trois étages à descendre, un long couloir à traverser avant de reprendre les escaliers de l'autre aile, en les enjambant deux par deux, pour enfin parvenir au deuxième étage.

Petite précision : il n'y a ni cadre ni médecin sur place. Le week-end, vous êtes toujours seule. Connaître l'identité et le dossier médical de chaque patient est impossible. Nous n'avons pas le temps, en arrivant en service, de nous pencher sur chaque cas. Le rythme est effréné.

Mireille est là, face à moi, cyanosée. Je cherche un pouls, mais rien. Nous la mettons au sol et je commence un massage cardiaque. Je demande à ma collègue d'appeler le SAMU et de mettre le haut-parleur. Une autre aide-soignante tente de prendre sa tension, en vain. La patiente est en arrêt depuis trop longtemps. Peu importe, je refuse d'arrêter le massage.

Le SAMU arrive en un quart d'heure. Je leur fais une brève description de la situation, tout en continuant à masser. J'ai tellement mal au bras que je ne sens plus la douleur. Le médecin du SAMU s'accroupit à mes côtés : « Vous pouvez arrêter, mademoiselle, elle est partie… »

Puis il prononce cette phrase, que je déteste : « Heure du décès : 8 h 18. »

Mireille est allongée sur le sol, avec sa coupe au carré noire, parfaite. Je me penche sur elle pour lui fermer les yeux pendant que mes collègues la réinstallent au lit pour la toilette mortuaire. J'aimerais rester, mais impossible. Je dois prévenir la cadre et le médecin coordinateur pour connaître la procédure et, surtout, il faut informer la famille.

L'échange avec le médecin est glaçant : « Et vous voulez que je fasse quoi ? Je suis à la campagne. Je ne fais pas encore dans la téléportation, appelez votre cadre, elle appellera la famille. » Ma supérieure, quant à elle, me reproche tout bonnement de ne pas avoir suivi la procédure de l'établissement : l'appeler elle, avant le SAMU. Je crois rêver. Elle poursuit, en colère, en me parlant de quotas de décès, qui risquent de poser problème dans l'évaluation de la maison de retraite. Je raccroche, abasourdie.

Les autres résidents attendent leurs traitements, je dois me remettre au travail. Je fais mon tour de service du mieux possible, sans rien laisser transparaître et sans parler du décès qui vient de survenir pour ne pas inquiéter les autres patients.

La mort de Mireille me fait prendre conscience que je ne peux compter que sur mes collègues aides-soignantes et auxiliaires de vie. La solidarité qui nous unit me donne la force de continuer. Certaines aides-soignantes connaissent les traitements des patients par cœur, elles peuvent faire le travail des infirmières. Dans beaucoup de structures, c'est d'ailleurs ce que la hiérarchie leur demande officieusement lorsqu'il y a une absence : faire office d'infirmière, avec toutes les responsabilités que cela engendre.

Plus tard dans la matinée, le téléphone sonne à nouveau. Ma cadre m'annonce que la famille ne peut pas venir avant lundi. Nous sommes samedi. Nous n'avons pas de morgue dans la résidence, la défunte va rester tout le week-end dans sa chambre, sur un lit réfrigéré.

La santé des patients en danger

Tania, une infirmière qui exerce dans l'Oise, nous livre son expérience du manque d'effectifs et de matériel dans les EHPAD, qui conduit au surmenage du personnel et à la maltraitance des résidents.

« Je suis diplômée depuis seulement un an et j'ai eu de grosses déceptions. J'en suis déjà à mon troisième service et je n'hésiterai pas à changer encore si nécessaire.

J'ai travaillé dans une maison de retraite. Dès mon premier jour, j'étais la seule infirmière pour quatre-vingt-dix résidents, sans fiche de poste ni de cadre et avec une directrice qui est arrivée deux heures après moi. C'était "débrouille-toi comme tu peux et tais-toi". J'avais deux chariots de médicaments en mauvais état, des prescriptions qui n'étaient pas à jour, des médicaments périmés depuis plusieurs mois. J'ai appris le jour même qu'il n'y avait pas d'autre infirmière qui viendrait les jours suivants. J'étais obligée de faire énormément d'heures pour essayer de remettre les choses en ordre, très souvent, j'étais seule à faire l'équivalent de deux postes. La direction m'a imposé des heures supplémentaires, jusqu'à soixante-quinze par semaine.

Je suis restée parce que je me souciais des résidents et j'espérais que la situation s'améliorerait. Il y a bien eu des recrutements, mais personne ne restait. Un collègue jeune diplômé a été embauché et s'est très vite senti débordé lui aussi. D'autres collègues sont arrivés ensuite, et sont repartis, plusieurs fois blessés à cause de l'épuisement : des chutes en raison du chariot difficile à pousser, des lumbagos et des sciatiques à force de porter les cartons de matériel. La direction a refusé de reconnaître ces blessures comme des accidents du travail et a fait ouvrir des enquêtes pour retarder leur indemnisation.

Pour les aides-soignantes aussi, c'était aussi du grand n'importe quoi. Un jour, il n'y avait que quatre aides-soignantes pour les quatre-vingt-dix résidents. Autant dire que la toilette était vite expédiée et que de nombreux patients sont restés au lit ce jour-là. La structure se retrouve aujourd'hui à nouveau sans infirmière, avec seuls des intérimaires pour tourner, quand ils veulent bien revenir, car la réputation de l'établissement les précède.

Je passe sous silence les scènes insupportables de résidents baignant dans leurs urines et selles, de personnes retrouvées au sol après de nombreuses heures parce qu'en sous-effectif grave, personne ne s'en était aperçu.

Je passe aussi sous silence la pression exercée par la hiérarchie pour ne pas informer les familles de ce type de situation, de peur que la structure soit poursuivie. »

Pression psychologique, manque de matériel, conditions de travail délétères ne suffisent pas à décrire la réalité des difficultés du métier, quel que soit l'endroit où on l'exerce, malheureusement. La santé des patients, elle aussi, est en danger. Nawel, infirmière de 45 ans, évoque avec amertume la déontologie et l'éthique. Elle se sent impuissante face à des prises en charge qu'elle juge inappropriées.

« Je suis écœurée du métier, et ce n'est même pas le fait de courir de service en service, de ne pas avoir de matériel, mais le manque de sécurité pour nous et pour les patients. On est seule en poste, parfois dans des services qu'on ne connaît et ne maîtrise pas. Ce n'est pas sûr, ni pour nous ni pour les patients. On doit en plus faire face à des médecins qui refusent de faire les visites avec nous.

Il y a aussi le fait d'être parfois en désaccord avec les prises en charge, quand on sent que notre déontologie est mise à mal. Je me suis fait engueuler il y a une semaine par un praticien, parce que je lui avais fait remarquer qu'il parlait mal à une patiente à laquelle il restait peu de temps à vivre.

Certains patients sont préparés pour une intervention plusieurs jours auparavant, il faut être là, les rassurer. Personne d'autre ne se préoccupe de leurs angoisses.

Les médecins n'ont pas toujours le temps de parler aux familles. Alors elles déversent leur colère sur nous, parce qu'on n'a pas d'infos à leur donner. Je les comprends, mais c'est difficile à supporter. Leurs questions ne sont pas plus urgentes que les soins que nous devons finir. Il y a aussi ceux qui nous répètent : "Je paye donc je veux."

L'hôpital est sous tension. On nous rajoute des lits chaque jour, sans le personnel qui va avec. Il est arrivé qu'on transforme une chambre seule en chambre double. Si bien que lorsqu'il faut sortir le patient côté fenêtre, le voisin doit être déménagé dans le couloir.

Et puis il y a l'EHPAD aussi. En tant qu'infirmière coordinatrice, ce qui m'a poussée à démissionner, c'est de devoir me battre chaque jour pour une fin de vie décente. J'ai vu des gens agoniser dans la douleur, avec des médecins traitants frileux à l'idée de prescrire de la morphine ou de simplement remplir ce fichu papier pour pouvoir demander l'avis de l'équipe de douleur.

J'ai vu une pauvre femme, atteinte d'un cancer du sein et qui souffrait énormément, "soignée" avec du paracétamol… On l'entendit crier pendant des semaines, jour et nuit, mais nous n'avions plus de médecin coordinateur à cette époque pour intervenir. Aucun autre médecin n'osait mettre le nez dans la prise en charge d'un de ses confrères.

Je peux parler aussi de cette femme de retour d'hospitalisation pour son artérite de stade 4. Le médecin traitant a refusé de lui prescrire de la morphine, qui pourtant la soulageait à l'hôpital. Il n'a rien fait malgré nos sollicitations et les réclamations de la famille à la direction. Rien n'a pu être fait avant le retour de congés du médecin coordinateur, deux semaines plus tard, deux semaines de douleurs pour elle et pour d'autres.

On nous demande toujours plus avec moins. En service, je ne dois pas m'arrêter une minute même pour boire, car il faut boucler les soins en espérant rentrer à l'heure. Je ne vois quasiment plus mes enfants, ils sont couchés quand je rentre. Je suis régulièrement rappelée pendant mes jours de congé. Et j'accepte toujours de revenir parce que ma conscience me répète : tu ne peux pas laisser tes collègues dans la galère… »

C'est partout pareil

Quelque temps plus tard, je travaille de nuit, dans un autre établissement. Cette fois-ci, j'ai cent patients sous ma seule responsabilité. Lorsque l'infirmière de jour m'en informe, je prends peur. Elles ne sont que deux infirmières en journée. La nuit, il y a une infirmière, moi, et quatre aides-soignantes. Impossible de prendre correctement en charge les résidents. Comment voulez-vous qu'une seule infirmière s'occupe de cent patients ?

Pour m'en sortir, je dois une fois de plus m'appuyer sur les aides-soignantes. Elles se démènent, malheureusement, sans la moindre reconnaissance de la direction.

Je passe onze heures de garde terribles dans cet endroit. Rendre visite à tous les patients est impossible. Impossible, aussi, de savoir s'ils ont besoin de quoi que soit. Je fais comme je peux. J'ai tellement peur, qu'il y ait une chute, un accident, un malaise grave ou, pire, un décès. J'arpente les quatre étages pour m'assurer que tout va bien. Je n'ai jamais été aussi angoissée. Je dois préparer les médicaments pour tous les patients du lendemain, faire mes transmissions, aider mes collègues pour les changes, m'assurer que les patients à risque de chutes sont bien dans leur lit, réapprovisionner la pharmacie… J'interroge mes collègues.

« Comment vous faites, pour les changer plusieurs fois dans la nuit ? Je ne vois pas comment c'est possible.

— Tu ne connais pas le système des doubles couches ? »

Face à mon air interloqué, elles m'expliquent : le soir en début de garde, il faut mettre deux couches aux patients, et retirer celle souillée dans la nuit ou au petit matin. C'est très inconfortable pour les malades, mais c'est aussi la seule manière que les aides-soignantes ont trouvée de ne pas les laisser dans leurs urines toute la nuit.

La nuit finit par se terminer. Tout s'est « bien » passé. Je repars les nerfs à vif. J'étais censée faire quelques remplacements dans le mois, mais je ne suis plus jamais revenue.

Je ne renonce pourtant pas à travailler en maison de retraite. J'aime le contact humain avec les personnes âgées, ça me manque trop. Il y a un EHPAD proche de mon domicile. Un matin, je me décide à pousser la porte pour y déposer mon CV. Deux jours plus tard, le cadre de santé m'appelle pour que je passe un entretien. Je commence à travailler dès la semaine suivante, pleine d'espoir.

Je fais équipe avec une infirmière à mi-temps, auprès de cinquante résidents. L'organisation est bien pensée, nous travaillons en binôme et sommes vraiment complémentaires. Parfois, j'ai même le temps de m'asseoir dans la salle à manger pour discuter avec les patients.

Une chose m'interpelle tout de même : je travaille depuis presque une semaine, et personne ne m'a demandé ni mon diplôme ni même mes papiers d'identité. Le seul document que j'ai remis, c'est mon CV. Finalement, le service des ressources humaines ne se réveille que vingt jours plus tard, au moment d'établir les paies. Cette négligence me taraude tellement que j'en fais la remarque à la hiérarchie. Par la suite, les nouvelles recrues ont dû fournir leurs papiers d'identité et leur casier judiciaire dès leur premier jour, comme c'est le cas partout ailleurs.

Cet épisode m'en a rappelé un autre, survenu quelques années auparavant, en chirurgie. Nous avions découvert qu'une infirmière avec qui nous travaillions depuis des mois n'avait en fait pas de diplôme. Elle avait fourni un faux…

Quelques semaines après mon arrivée, je me retrouve seule pour m'occuper des cinquante résidents. Ma collègue est en arrêt, trouver quelqu'un pour la remplacer est difficile. Le salaire n'est pas attrayant, étant donné la charge de travail – comme un peu partout, d'ailleurs.

Mon quotidien devient compliqué. Je ne peux pas, seule, préparer les traitements, les distribuer, faire les perfusions, les pansements, gérer les appels des familles, prendre les rendez-vous, appeler les médecins, faire face aux urgences et, en même temps, être à l'écoute des patients qui souvent ont besoin de nous parler. Je tiens deux mois à ce rythme infernal, avant de lâcher, exténuée.

Je fais une dernière expérience en maison de retraite, pas plus glorieuse. Un jour, alors que j'arrive au poste de soins, je tombe sur le cadre en train de distribuer dix gants de toilette par aide-soignante, tout juste assez pour le nombre de patients dont elles doivent s'occuper. Il n'y en a pas suffisamment. Solution trouvée : il s'arme de ciseaux et coupe un drap-housse en petits carrés pour en faire un gant pour chacune. Les draps servent à beaucoup de choses : comme il n'y a pas non plus de serviettes, ils sont utilisés pour ça, aussi (et il faut les laisser sécher pour les réutiliser le lendemain)…

La pénurie touche presque tout. Il arrive que des patients manquent du nécessaire pour se laver. Les soignantes apportent alors elles-mêmes les produits, de chez elles ou du supermarché du coin. Combien de fois, aussi, les ai-je entendues se plaindre de la nourriture qu'on servait aux résidents ? Combien de fois les ai-je vues pleurer de ne pas pouvoir faire leur travail comme elles le voulaient, avec l'impression d'être à la limite de la maltraitance ? Combien de fois ai-je constaté que des soignantes épuisées étaient appelées pendant leurs congés, pour pallier l'insuffisance de personnel ?

Le personnel, dans les EHPAD, est en souffrance.

Tout comme les patients.

L'urgence est là. Et elle n'est toujours pas prise au sérieux.

Avec la pandémie de la Covid-19, la France a ouvert les yeux sur nos conditions de travail, délétères, qui perdurent depuis trop d'années. L'opinion publique s'est réellement émue face à l'hécatombe engendrée par la crise sanitaire. Beaucoup de soignants ont crié au scandale, ont mis en lumière la gravité de la situation.

Quelques mois auparavant, ils étaient descendus dans les rues.

Pour rien.

5

Quand la réalité dépasse la fiction

Un chirurgien opère, la main tremblante. Il s'efforce de cacher son handicap. Multiplie les erreurs médicales. Ses confrères le savent pertinemment, mais ferment les yeux. Personne n'ose le dénoncer par peur des représailles. Son ancienneté lui confère du pouvoir. C'est le chef du service.

L'histoire se déroule dans la série *The Resident*. C'est de la fiction, le suspense est haletant ; chaque minute, on tente d'y éviter le drame.

Et la réalité ? Celle de l'hôpital en France, est-elle si loin des séries américaines ? Est-il possible que ce genre de situation se produise réellement ?

Le chirurgien malvoyant

Sans généraliser, je peux affirmer que beaucoup d'infirmières ont assisté, au moins une fois, à des scènes qui auraient scandalisé l'opinion si elles n'avaient pas été passées sous silence. Du chirurgien qui se plante en toute impunité à la jeune infirmière diplômée qu'on met dans un service sans se soucier de savoir si elle a assez d'expérience pour le gérer seule, et à qui on tentera de faire porter le chapeau à la moindre bévue, en passant par la direction qui, parce qu'il y va de la réputation de son établissement, couvre ce qui ne devrait pas l'être.

Dans une clinique où j'ai travaillé, j'ai rencontré un chirurgien malvoyant. Nous savions qu'il voyait mal, malgré ses lunettes-loupes. Les patients devaient compter sur le facteur chance pour ne pas finir en réanimation ou avec des séquelles. La direction de la clinique était-elle au courant ? Je pense que oui. Une collègue a bien tenté d'en parler à un anesthésiste, mais il a coupé court et lui a conseillé de ne pas aborder le sujet si elle ne voulait pas être virée. Sa parole ne valait rien face à celle d'un chirurgien réputé.

Lorsque je vois le nom du chirurgien malvoyant sur le programme opératoire, j'angoisse. De nombreuses patientes reviennent des semaines après leur intervention, à cause de complications. Il est le seul pour qui c'est monnaie courante, mais il conserve sa réputation malgré tout. Son habitude, lorsque les choses tournent vraiment mal, est d'expliquer aux familles qu'un incident est survenu au bloc, par exemple en raison de la dégradation de l'état de santé du patient, qu'il a tout tenté, etc.

Un jour, cependant, il commet la faute de trop. Une patiente, sans aucun antécédent médical, venue pour une intervention de routine, décède d'une hémorragie sur la table d'opération. Sa famille apprend que l'erreur vient du chirurgien – il a perforé un organe – et dépose plainte. Par la suite, nous avons été informés que ce chirurgien n'opérerait plus ni dans la clinique ni ailleurs, sans plus de détails de la part de la direction.

« Pas écrit, pas fait ! »

Il n'est pas rare qu'une infirmière soit accusée de négligences ou d'erreurs, alors qu'elle n'a fait qu'exécuter les ordres du médecin. Un jour, une de mes collègues administre un antibiotique à un patient. Le chirurgien ne peut pas se déplacer pour le lui prescrire. Il promet de le faire le lendemain en arrivant. Problème : le patient fait une allergie et se retrouve en réanimation. Le chirurgien nie toute implication dans cette prescription, l'infirmière est tenue pour responsable, et la direction retient contre elle « l'administration d'un produit de son propre chef sans l'accord du médecin » : c'est une faute professionnelle. Je ne sais pas s'il y a eu des suites judiciaires à cette affaire, mais elle a été licenciée quelques jours plus tard.

Les infirmières expérimentées répètent souvent aux médecins : « Pas écrit, pas fait ! » Autrement dit : « Écrivez-moi la prescription, je ne veux pas être tenue pour responsable. » Elles savent que, si quelque chose tourne mal, elles seront en première ligne et probablement pas soutenues par leur hiérarchie. À l'époque où j'ai commencé le métier, les transmissions écrites se faisaient sur papier. Et, coïncidence fâcheuse, il arrivait que certaines feuilles de transmissions soient égarées… Aujourd'hui, avec l'automatisation des dossiers de soins, il est plus difficile de faire disparaître un dossier ou une feuille de transmissions. C'est heureux.

La peur de l'erreur

Être infirmière, c'est difficile, souvent ingrat. La pression psychologique est dure à encaisser. La peur de l'erreur, celle qu'on nous impute à tort, ou qu'on commet parce qu'on n'est pas assez formées, ou pas formées tout court, revient souvent dans les témoignages. Manon, qui exerce depuis deux ans, m'en a beaucoup parlé :

« Je travaille de nuit dans un CHU et j'ai commencé directement dans l'équipe de suppléance. On fait tous les services. Le but, c'est de remplacer quand un collègue manque à l'appel.

Ce n'était pas mon choix, j'avais postulé pour travailler en réanimation. On m'a mise devant le fait accompli la nuit de mon arrivée : la cadre m'annonce que, pour le moment, on a besoin de moi ailleurs. Elle m'explique que je serai doublée autant que possible par une infirmière, pour m'apprendre les rouages du travail de nuit, mais, mauvaise surprise, j'arrive dans le service de chirurgie digestive et j'apprends que je serai seule.

Coup de massue pour moi, jeune infirmière qui ne connaissait ni la structure ni les logiciels. Je ne savais pas où trouver le matériel et je ne connaissais rien au fonctionnement de service. J'étais terrifiée.

J'avais comme binôme une aide-soignante, pour douze patients. Après les transmissions, ma collègue me dit : "Il faut que tu prépares tes soins pour la nuit." Comment faire, avec un logiciel que je ne savais pas utiliser ? Comment savoir quoi donner sans avoir accès aux dossiers de soins ?

J'ai demandé à une infirmière d'un autre étage de m'initier rapidement, j'avais peur d'être un danger pour les patients, d'oublier quelque chose. Je n'ai pas arrêté de la nuit, je savais que ma carrière était en jeu. Si je me trompais, on n'aurait pas hésité à me traîner devant les tribunaux, comme d'autres d'infirmières.

Après cette nuit atroce, j'ai annoncé à la cadre mon souhait de partir, et j'ai ensuite eu la chance d'être doublée dans les services où j'allais pour la première fois.

Ce qui est stressant, c'est de ne pas savoir à l'avance dans quel service on va atterrir. Après une nuit de travail, en allant me coucher le matin, j'avais toujours la même crainte : me réveiller avec un appel manqué de l'hôpital m'annonçant que j'avais fait une erreur.

Après trois mois, je suis arrivée en réanimation de nuit. La nuit, on est souvent abandonnées ; en réa, nous avions tout de même la chance d'avoir un médecin de garde sur place, mais “de garde” uniquement, on a donc peu d’échanges ou d’informations.

Au fil du temps, cette angoisse de recevoir un coup de téléphone en journée s’est estompée. Maintenant, il m’arrive surtout d’avoir du mal à m’endormir quand on a une nuit chargée avec des situations critiques. »

Julie, jeune infirmière, me fait part du désarroi qu’elle a ressenti en commençant à exercer, face au rythme infernal qui pousse à commettre une erreur qu’on ne vous pardonnera pas :

« J’ai tout de suite dû faire face aux conditions de travail difficiles en arrivant sur le terrain, et, surtout, au manque d’effectifs. En principe, personne ne travaille à la fois de jour et de nuit ; quand tu es jeune diplômée, on te l’impose. Certes, il y a une équipe fixe de nuit dans le service, mais quand elles sont en repos ou malades, c’est nous, les jeunes, qui devons les remplacer. Personne ne se préoccupe de savoir si, après des gardes de jour, on est fatiguées ou pas. L’alternance des jours et des nuits de travail est usante à la longue et il faut s’accrocher pour garder le rythme. Seule infirmière avec une aide-soignante dans mon service de gynécologie obstétrique, je cours sans arrêt après des médecins, souvent des internes malmenés qui ont déjà une charge de travail considérable et qui ne peuvent être partout à la fois.

Courir pour tenter d'avoir des prescriptions correctes.

Courir pour que nos patientes soient vues, qu'on réponde à leurs interrogations.

Courir pour trouver le matériel.

On passe notre temps à courir.

En tant que jeune, il faut aussi s'intégrer, faire ses preuves. Les équipes étant souvent bien rodées, on bouscule des habitudes et on ne nous loupe pas si on oublie quoi que ce soit. À côté de ça, on compte sur nous tout le temps. »

« On a l'habitude, c'est le big boss »

L'organisation dans les hôpitaux publics et dans le privé est assez différente. La hiérarchisation est exacerbée dans le public. Dans un service de chirurgie, au sommet, vous avez le chef de service. Ensuite, les petites mains qui sont sur tous les fronts : les internes, les externes, suivis des cadres de santé, des infirmières, des aides-soignantes et, en dernier lieu, les agents hospitaliers. Tout est codifié, chacun doit rester à sa place.

Lors d'un stage que je fais au bloc opératoired'un hôpital public, on voit souvent arriver un chef de service vers 10 heures du matin. Il fait le tour de ses patients, accompagné de ses internes et externes, c'est le sachant, et eux, les apprenants. En tout cas, c'est supposé fonctionner ainsi.

Un matin, en arrivant, j'apprends qu'une intervention que je n'ai jamais vu réaliser est programmée dans l'après-midi. Je demande à y assister, pour ma formation. C'est ce chef de service qui doit pratiquer l'opération, mais il n'est pas en état, il semble être alcoolisé. Je suis médusée. Ses mots sont confus, ses mouvements imprécis, et ce pauvre patient, allongé sur la table, qui n'a pas conscience de ce qui se passe. L'interne, debout en face de lui, n'a pas l'air surpris. J'observe le chirurgien, incapable de faire le moindre geste sans être corrigé par son interne et l'infirmière panseuse qui, elle aussi, vient à son secours. À la fin de l'intervention, je lui demande discrètement si je n'ai pas rêvé : « Le professeur… Il était saoul, je me trompe ? » Elle me sourit : « On a l'habitude, c'est comme ça, c'est le big boss. »

Lorsque je termine mon stage, l'alcoolisme de ce chef de service est largement connu. Son nom ne disparaît pas pour autant du programme opératoire. On parle de son addiction, mais en privé, les rares personnes qui osent lever la voix essuient des menaces de renvoi. Une jeune étudiante infirmière comme moi est inaudible face à un chirurgien prestigieux qui remplit des lits.

Ce professeur n'exerce plus aujourd'hui, il est à la retraite, mais il jouit toujours de la reconnaissance éternelle du milieu médical.

Ces praticiens font du tort à toute la profession qui, dans sa grande majorité, fait un travail remarquable, avec dévouement et professionnalisme.

Oui, heureusement, la majorité des chirurgiens sont compétents, consciencieux et bienveillants.

Rentabilité, rentabilité, rentabilité

Si l'hôpital public a ses dérives, le secteur privé n'est pas en reste. Loin de là. L'image des cliniques privées est plus lisse. Comme les patients payent cher, ils sont censés être mieux pris en charge et bénéficier d'autres avantages : avoir une date d'intervention plus rapidement, être traités de manière personnalisée, non plus comme un patient mais comme un « client » – on se l'entend dire dans certains établissements dès l'entretien d'embauche.

J'ai récemment exercé dans une clinique réputée. Le planning des interventions est rarement vide, et pour cause : l'enjeu majeur, quelle que soit la fonction que nous exerçons au sein de la clinique, est la rentabilité. Il faut remplir le maximum de lits en journée, et à moindre coût. Pour y parvenir, les cliniques pratiquent plus de 90 % d'interventions en ambulatoire. Parfois, dans une même chambre, il y a deux admissions le même jour pour un même lit : la première à 7 heures, qui ressortira en mi-journée, et la seconde en début d'après-midi, qui sortira en soirée. On optimise au maximum l'espace. Quand il arrive qu'un patient ne se sente pas bien et souhaite rester, en général, il essuie un refus : il bloquerait le lit pour une entrée le lendemain matin.

Optimisation et économies sont les mots d'ordre. Comme dans les EHPAD, la première économie dans un service concerne souvent la masse salariale, on réduit donc au maximum les effectifs. Ainsi, dans cette clinique, il n'y a jamais aucun médecin de garde physiquement présent la nuit. Elle est pourtant supposée être ouverte vingt-quatre heures sur 24, avec un service d'urgences.

Une clinique sans médecin ? Pas tout à fait, nous rétorque-t-on, puisque le médecin de garde est joignable par téléphone. La règle est claire : ne le déranger qu'en cas de réelle urgence. Un jeune anesthésiste me précise un jour : « Évitez d'appeler après 23 heures, je suis jeune papa, vous comprenez. »

Chaque fois que je prends ma garde, je pense à tous ces patients qui n'imaginent pas une seconde qu'aucun médecin n'est sur place.

Dans cette clinique, je ne travaille que de nuit. L'équipe de nuit se compose de deux infirmières ainsi que, parfois, d'une aide-soignante qui vient en renfort en milieu de semaine, selon le nombre de patients hospitalisés. Parfois je me retrouve seule avec une aide-soignante toute la nuit. Il y a environ vingt-cinq lits, mais le service est rarement plein de nuit. Le problème, ici, n'est pas tant la charge de travail – c'est d'ailleurs la première fois que j'exerce dans un établissement où nous ne sommes pas débordées – que la sécurité, la nôtre et celle des patients.

La nuit, nous, les deux soignantes, sommes les seules gardiennes de la clinique. À part les patients, il n'y a absolument personne d'autre dans l'établissement, aucun personnel de sécurité. Quelques caméras, mais elles sont en panne très souvent. Il a fallu se plaindre des mois auprès de la direction pour qu'on daigne les réparer. Il y a également un agent d'entretien, quelques heures, chargé du nettoyage de toute la clinique. Il lui a été demandé de s'occuper, en plus, de la sécurité, sans qualification, sans formation, sans statut légal, sans matériel.

Je ne me sens pas en sécurité. Il y a six accès extérieurs et, parfois, les portes restent ouvertes toute la nuit. Face à mon inquiétude, le directeur réplique : « J'entends votre crainte, nous la prenons en considération, nous allons mettre plus de caméras. » Je ne suis pas rassurée. Des intrusions ont déjà eu lieu, mes collègues ont dû appeler en urgence la police. Par chance, jamais aucun intrus n'a eu le temps d'accéder à l'étage où se trouvent les patients. Qu'aurions-nous pu faire, si quelqu'un de mal intentionné avait pénétré dans une chambre ?

Tant que la chance nous en préservait, cette question n'était pas à l'ordre du jour.

Les instructions *off*

En chirurgie, les jours se suivent et ne se ressemblent pas. Néanmoins, dans le public comme dans le privé, un événement a profondément modifié nos relations avec les patients : la charte de la personne hospitalisée de 2006.

L'application de cette charte avait pour objectif, entre autres, de mieux informer le patient, d'éviter les dérives et de rendre des comptes si besoin. C'était une très bonne chose pour les patients, enfin totalement intégrés dans le parcours de soins. Cela obligeait aussi les praticiens à faire preuve d'une totale transparence envers eux. Depuis, les procédures légales contre le milieu médical se sont multipliées, car on ne peut plus tout cacher, bien qu'il reste des moyens de ne pas informer totalement les patients…

Pour les infirmières, un des effets non prévus de cette charte, c'est la multiplication des « instructions *off* » à l'arrivée de certains patients.

« Attention, M. X est médecin », sous-entendu : « Il connaît l'envers du décor, on ne peut rien cacher. »

« Attention, Mme Z est avocate ou juge », sous-entendu : risque de poursuites si une erreur est commise.

« Attention, M. K est un proche du directeur, Mme J est influente (journaliste par exemple) », sous-entendu : il faut donner une bonne image de la structure.

La liste est longue. Penser que tout le monde est traité de la même manière à l'hôpital est une illusion. « Selon que vous serez puissant ou misérable », écrivait La Fontaine…

6

« On soigne, mais qui nous soigne ? » : la douleur des infirmières

Revenons au quotidien des infirmières.

Diplômée, stage effectué, une infirmière ne met pas longtemps à trouver un poste, pénurie oblige. Dans la plupart des professions, c'est un aboutissement heureux. Pour une infirmière, c'est souvent le début d'un long chemin de croix, jalonné d'une tension quotidienne et de situations à risque, pour elle et pour ses patients.

Soigner est une mission. Une mission qui a parfois des conséquences sur la santé de ceux qui l'accomplissent. Certains arrêtent avant qu'il ne soit trop tard. Ils changent de métier, s'éloignent de l'hôpital pour se préserver. D'autres n'y arrivent pas, ou n'ont tout simplement pas le temps d'y réfléchir, tout va si vite, trop vite. C'est le cas de plusieurs infirmières que j'ai rencontrées. Elles sont expérimentées, compétentes, avec une vie stable, solide, puis un jour tout bascule. Les nerfs craquent. Le corps lâche. Et là, plus rien, plus personne. Plus de santé, plus de passion dans le travail, plus de soutien des autres non plus.

La dépression

Patricia est en arrêt de travail pour dépression. C'est son travail en EHPAD qui l'a usée à petit feu :

« Ça fait plus de quinze ans ans que je travaille en EHPAD. J'adore mon métier, mais il va mal, tout comme moi. Je suis actuellement en arrêt, j'étais au bout du rouleau, avec des idées noires de plus en plus présentes quand j'étais au travail. Tout cela est dû au harcèlement que j'ai subi et à la pression de plus en plus insupportable. J'ai dû être hospitalisée un mois pour dépression et burn-out. C'est très difficile, en tant qu'infirmière, de passer de l'autre côté, surtout en psychiatrie.

Au début de ma carrière, j'avais le temps de prendre soin des résidents et de les accompagner, ainsi que leurs familles, tout en accomplissant les soins techniques.

Puis la charge de travail a augmenté, mais pas le personnel. La pression est allée crescendo, notamment avec notre cadre de santé. Elle en demandait toujours plus. J'allais travailler à reculons. J'ai fini par préférer les week-ends, pour éviter de la croiser. Nous avions tous remarqué que les choses changeaient pour le pire.

Un jour, la tension artérielle et le taux d'oxygène d'une résidente ont chuté brutalement. Elle commençait à cyanoser. Elle a été immédiatement mise sous perfusion et sous oxygène, en vain. Nous prenions régulièrement ses constantes sans voir aucune amélioration. J'étais d'avis de la transférer aux urgences d'un hôpital, mais le médecin coordinateur n'était pas d'accord. La patiente est décédée quelques minutes plus tard et il m'a été reproché de ne pas avoir su gérer cette urgence. J'ai été très affectée par cette situation et j'ai décidé de me confier à la psychologue de l'EHPAD, normalement dédiée aux résidents. Grosse erreur de jugement de ma part, elle a tout répété à ma cadre.

Le lendemain, ma cadre veut me voir pour éclaircir la situation. À mon arrivée, deux autres infirmières, la psychologue, l'ensemble de l'équipe aides-soignantes et la cadre me prennent à partie. Je ressors de cette réunion en pleurs et je dois revenir travailler le lendemain.

Quinze jours après, une nouvelle urgence survient. J'appelle ma collègue aide-soignante pour m'aider, mais elle est injoignable. J'appelle donc ma collègue infirmière. Nous devons prendre en charge une résidente qui a fait un malaise. La cadre de santé arrive et s'en prend à nous, nous disant que nous ne savons rien faire. Elle me demande d'appeler le médecin, tandis que l'état de la patiente se dégrade rapidement. Malgré tout, je sens toujours son pouls. La cadre demande que nous fassions immédiatement la toilette mortuaire et que nous l'habillions, alors que la patiente n'est pas encore décédée. Je ne pouvais pas faire cela, ça me semblait inhumain. Je continue donc de l'accompagner en lui tenant la main, jusqu'à son dernier souffle.

Depuis ce jour, les attaques contre moi ont été de plus en plus fréquentes et sournoises. Le but était de me faire craquer, et ça a marché. J'en avais gros sur le cœur et je commençais à avoir des idées noires.

J'ai été mise en arrêt par la médecine du travail. Le psychiatre m'a diagnostiqué une dépression suite à un stress post-traumatique. Je ne m'étendrais pas sur mon quotidien, mais ce qui est sûr, c'est que le métier a détruit ma santé et ma vie privée. Je ne pense pas que je pourrai un jour travailler à nouveau dans un hôpital. Mais, chaque jour, mon métier me manque. »

Le burn-out

Nadia, récemment diplômée et infirmière intérimaire, est en arrêt maladie pour burn-out. Elle m'explique comment elle en est arrivée là :

« Mes missions d'intérim aux urgences étaient compliquées, avec des médecins déjà en quasi-burn-out qui ne pouvaient pas gérer seuls des situations d'urgence car il n'y avait pas d'autres médecins sur place. Les prises en charge étaient catastrophiques, pas de matériel, pas de temps, pas de personnel, et on enchaînait des soins bêtement.

Le pharmacien de l'hôpital avait trop de travail et donc ne pouvait nous fournir tous les médicaments.

Je devais me battre de toute mon âme en courant après des médecins déjà débordés pour que le minimum soit fait, encaisser les souffrances physiques et psychologiques des patients, des familles. Je me sentais démunie. Tout cela a provoqué mon burn-out.

Malgré tout ce que nous avons essayé de faire avec mes collègues, rien n'a jamais vraiment bougé et les situations se répétaient inlassablement chaque jour. Tout cela a eu raison de moi. C'était trop insupportable au quotidien. Je me sens incapable de reprendre le travail. Je panique juste à l'idée d'y retourner. Et pourtant, je l'aime, ce travail ! J'ai peur, je me sens en danger et je ne veux pas faire prendre de risques aux patients.

Je n'ai pas fait un seul soin dans les règles de l'art depuis que je suis diplômée, par faute de temps. Au début, je pensais que c'était de ma faute, que je n'étais pas assez rapide, sauf que, pour les collègues, ce n'était pas mieux.

J'ai aussi travaillé en gériatrie et là, on voit des pathologies plus lourdes, des prises en charge beaucoup plus longues aussi. Une infirmière pour dix patients en médecine gériatrique, c'est un enfer. Entre prendre les paramètres car les aides-soignantes sont débordées, donner les médicaments, faire les pansements, gérer les perfusions, poser les sondes urinaires, surveiller l'oxygène, faire les transmissions, gérer les rendez-vous avec les spécialistes, gérer les sorties, et le tout en deux heures, car, à 9 heures, il y a la visite du médecin, c'est ingérable

Partout où je suis passée, tout le monde était tendu, angoissé, débordé. J'ai eu la chance d'avoir une famille qui m'a poussée à consulter. J'ai pu m'arrêter avant que le métier ne me tue. C'est tout de même dur de faire trois ans d'études, de sacrifier sa famille, son argent, pour arrêter au bout de six mois et ne plus pouvoir continuer le métier qu'on a toujours souhaité faire. »

Fausses couches

La vie professionnelle peut avoir un impact négatif considérable sur la vie personnelle des infirmières. Pour Clara, l'issue a été dramatique. Elle n'a pas pu s'arrêter à temps. La charge de travail importante lui a fait perdre l'enfant qu'elle attendait :

« Je suis infirmière depuis seize ans. J'ai travaillé dans différents services en CHU et en EHPAD. De jour comme de nuit. Depuis deux ans, j'ai dû changer de poste à cause d'une épaule abîmée. Je travaille maintenant au bloc opératoire. J'ai sacrifié ma vie et ma santé pour mon métier. J'ai toujours trouvé des postes sympas, avec des équipes soudées.

J'ai remarqué un changement vers 2008-2009. À cette époque, je travaillais dans un petit hôpital, en service de gériatrie, avec une trentaine de lits, dont beaucoup de soins palliatifs. Il y avait aussi deux services d'EHPAD, soit environ soixante patients. Au total, j'avais cent trente patients à ma charge la nuit. Le climat était difficile. Je travaillais avec huit aides-soignantes, sous ma responsabilité. La priorité de prise en charge était les patients de la médecine gériatrique. Je déléguais beaucoup à mes collègues aides-soignantes, qui étaient vite débordées, mais je n'avais pas le choix.

Au bout de six mois, je n'en pouvais plus. J'ai demandé à passer de jour dans le service de médecine uniquement. C'était un autre rythme, avec de nouvelles collègues et d'autres soucis, notamment le manque de matériel pour les soins, surtout les pansements que je ne pouvais pas faire chaque jour. Il y avait un taux d'absentéisme record, beaucoup d'accidents de travail ou d'arrêts maladie. C'était aux soignants présents de combler le vide, le service n'embauchait pas. Au début, j'ai remplacé, j'ai travaillé pendant mes jours de repos, j'ai décalé mes vacances. Et plus le temps passait, plus la charge de travail s'alourdissait. Un jour, faute de place, je n'ai pas eu d'autre choix que de mettre un patient dans la douche commune, seul endroit où je pouvais installer son lit. Une horreur pour la prise en charge des patients âgés.

La pression du CHU à côté était si forte sur notre petit hôpital que les médecins de ville n'osaient pas refuser des patients. Nous n'avions pas de praticiens hospitaliers sur place.

J'avais peu de temps pour gérer tous ces patients, pas le temps de discuter, de rassurer et, surtout, pas le temps de faire certains soins, pas le temps de faire les toilettes correctement. Tout était expéditif. Tous les jours, je faisais des heures supplémentaires, pour ne pas laisser les collègues à l'abandon. Ma conscience professionnelle me le dictait.

Un jour, j'ai reçu un courrier de la direction spécifiant que, dès le mois suivant, mon roulement changerait. Je travaillerai désormais quinze jours de nuit, puis les quinze jours suivants, j'alternerais entre le jour et la nuit, pour pallier les absences des collègues. J'étais désabusée. Je savais que, physiquement, c'était intenable. Personne ne m'avait demandé mon avis. J'ai essayé d'en parler, mais j'ai vite compris que si je voulais garder mon poste, je devais m'exécuter.

C'est à ce moment que je suis tombée enceinte. La direction le savait, mais rien n'a été fait pour aménager mes horaires. Il fallait que l'hôpital tourne et comme mon médecin ne m'avait pas arrêtée, j'étais, selon eux, apte à travailler, peu importait la réalité de mon état. Le rythme de travail a eu raison de mon bébé. J'étais à bout quand j'ai fait une fausse couche. Le médecin m'avait pourtant mise en garde, mais comment faire ? Je ne pouvais pas me retrouver sans travail, je n'avais pas le choix. Alors j'ai subi ce rythme jusqu'au drame.

J'ai très mal vécu cet événement, mais je n'ai eu aucun soutien de ma hiérarchie. J'en ai parlé, mais ça n'importait guère, je devais faire mon travail. En revenant travailler quelque temps plus tard, la pression était devenue si forte que j'ai fait une tentative de suicide.

Après quelques années au sein de cet hôpital, j'ai quitté la fonction publique. Le harcèlement, l'absence d'humanité, mes demandes d'aménagement refusées, le stress, la pression, m'ont poussée à démissionner et à tirer un trait sur ce passé. »

Le témoignage d'Annabelle, infirmière qui exerce en bloc opératoire, fait écho à celui de Clara. Stress, rythme de travail effréné, horaires décalés, puis une fausse couche, elle aussi :

« Je travaille dans un bloc opératoire, dans une clinique de campagne. Nous n'arrivons pas à recruter de personnel, car notre clinique n'a pas bonne réputation.

Au bloc, il manque des infirmières. Deux sont en formation et une en congé maternité. Le mois dernier, j'ai eu quinze jours d'astreinte, sachant que j'avais posé une semaine de vacances qui a été annulée. Quatre infirmières étaient en arrêt maladie.

Quand on est d'astreinte, si le programme n'est pas fini, on doit rester. On doit parfois travailler jusqu'à 21 heures, alors qu'on est censées finir à

18 heures. Les heures supplémentaires ne sont jamais payées, mais récupérées.

Il m'est déjà arrivé de rentrer chez moi à 23 heures et d'être rappelée à 23 h 50 pour une urgence, rentrer à nouveau chez moi à 2 h 30 et devoir travailler le lendemain matin. Tout cela sans jamais être payée en heures supplémentaires. À ce jour, j'ai soixante-dix heures supplémentaires que je ne peux pas récupérer, car il n'y a personne pour me remplacer. Par contre, l'été, les chirurgiens sont en vacances, alors on nous impose des jours de repos.

Ce rythme de travail, je le vis depuis longtemps. Il m'a usée, physiquement et moralement. À tel point que ma première grossesse s'est finie par une fausse couche. Mon médecin m'avait interdit de porter des charges lourdes et j'en avais informé la clinique, en vain. Je n'ai pas été ménagée, les astreintes s'enchaînaient et j'étais épuisée. Chaque jour, je n'avais que vingt minutes pour manger, sur une journée de dix heures. J'ai parfois dû manger en quinze minutes, en évitant de boire beaucoup parce que je savais que je n'aurais pas le temps d'aller aux toilettes. Parfois même, je n'avais pas le temps de manger du tout, je devais attendre le dîner. C'était dur, très dur, et tout cela m'a coûté cher. Aujourd'hui, je regrette de ne pas m'être arrêtée avant. Mais il est trop tard, je dois vivre avec cela. »

Tentative de suicide

De son côté, Lili, 49 ans, a vu son état de santé se dégrader au point, selon elle, de devenir un danger pour elle-même et pour les patients :

« Je suis infirmière depuis plus de dix ans dans un hôpital. J'ai fait un burn-out et une dépression. Et depuis, je ne peux plus y retourner. La charge de travail n'a fait qu'augmenter, les appels pendant les jours de repos et les changements de planning intempestifs sont devenus très compliqués à gérer. Sans oublier le peu de temps à consacrer aux patients, la pression des familles, le manque d'appui et de soutien des cadres et de la direction.

J'ai commencé à mal dormir, à avoir des insomnies.

Un jour, j'ai fait une énorme crise d'angoisse. Je me suis retrouvée dans la réserve à chercher quelque chose pour me foutre en l'air, tellement la douleur était insupportable. Mes collègues m'ont empêchée de faire une bêtise. J'ai voulu en finir parce que je me sentais prise au piège et que je ne voyais plus le bout du tunnel. Le pire, c'est que je ne pensais plus à mes enfants. C'est horrible. Ce jour-là, j'ai attendu assise par terre devant l'hôpital que mon mari vienne me chercher. J'ai été arrêtée huit mois.

J'ai voulu en finir car je ne supportais plus qu'on nous traite aussi mal, qu'on traite les patients de façon inhumaine, qu'on les laisse pleurer ou souffrir parce qu'on n'avait pas le temps pour eux.

Tout cela, ce n'était pas moi. Ce n'était pas qui j'étais, ce n'était pas ce pour quoi j'avais choisi de faire ce métier. Je me suis sentie totalement perdue. Je pleurais à la fin de chaque garde. J'avais même peur de tuer un patient par accident, parce que je faisais le travail de plusieurs personnes !

À force de subir, j'ai perdu des capacités cognitives, de mémoire, et j'ai beaucoup travaillé pour récupérer, mais j'ai encore des séquelles aujourd'hui.

Le plus dur, c'était le mépris de la cadre de santé pour qui tout ce qui comptait, c'était d'être à son poste de travail. Un jour, j'avais eu quinze patients, dont dix à perfuser, et une transfusion à faire en urgence. Alors que je n'avais même pas fini mon tour, les médecins exigeaient les transmissions. C'était la course. J'avais les kinés qui me sollicitaient sans cesse, et de nouveaux soins prescrits, encore et encore. Et, d'un coup, black-out. Plus rien. Je ne savais plus ce que je faisais, où j'étais, ce que je devais faire, incapable de réfléchir, de me concentrer. J'étais comme une machine en pause. Je suis allée voir la cadre présente ce jour-là pour lui dire qu'à cet instant, les patients étaient en danger avec moi. J'étais à bout et en danger, moi aussi. J'ai été arrêtée et je ne suis plus revenue dans cet hôpital.

Il y a une dizaine d'années, je prenais plaisir à travailler. Je vivais de vrais moments de bonheur et ce sentiment de bien faire était important pour moi. Aujourd'hui, certaines situations me hantent encore et je n'ai plus la force de me battre. Je regarde avec empathie mes collègues sur ce navire qui coule.

Je suis en sevrage de médicaments et je fais une psychothérapie. J'ai souffert et ma famille aussi. Nous avons dû placer nos enfants chez leurs grands-parents, le temps que je remonte la pente. Je ne pouvais pas m'occuper d'eux. Je reste fragile.

J'aime mon métier, je ne sais faire que ça. Toute ma vie, je n'ai été qu'infirmière. Je pense parfois à changer de voie, mais quoi ? Je suis entrée à l'école à 17 ans et demi, je ne me vois pas faire autre chose. Si j'arrête, c'est que ma santé n'ira pas mieux, et ce sera difficile à accepter. »

Mal-être généralisé

Ces témoignages ne sont qu'un échantillon de tout ce que j'ai pu entendre en interrogeant les infirmières. Bien que moi-même infirmière depuis près de quinze ans, je ne réalisais pas l'ampleur du mal-être des soignants avant de les avoir entendus. Ces femmes m'ont confié leurs blessures, psychologiques, mais aussi physiques. J'ai compris en les écoutant qu'en réalité, beaucoup – toutes ? – souffrent en silence.

Beaucoup d'infirmières ont été en arrêt maladie pour burn-out, dépression, stress post-traumatique après les vagues de la Covid. Mais ce phénomène existait bien avant la crise sanitaire.

Que se passerait-il si toutes les infirmières qui subissent cela s'arrêtaient de travailler du jour au lendemain ? Que se passerait-il si le métier ne suscitait plus de vocations ?

7

Les étudiants malmenés

En France, on compte environ 90 000 étudiantes infirmières, et 26 000 sont diplômées chaque année. Leur formation dure trois ans, elle se déroule dans un institut de soins infirmiers. Durant ces trois ans, il y a une alternance entre la formation clinique avec des stages dans différents services et une formation théorique avec des cours magistraux, des travaux dirigés, ainsi qu'un travail de fin d'études consistant en une recherche sur une question que l'étudiant aura choisi d'argumenter.

Une vocation, une désillusion

On ne choisit pas par hasard les études d'infirmière. Le plus souvent, on devient infirmière par vocation, par passion, parce qu'on veut aider les autres dans leurs moments les plus difficiles. Toutes celles que j'ai pu interroger ont commencé par me confier cela : « C'était ce que je voulais faire de ma vie, et rien d'autre. » C'est ce que me confirme Juliette, diplômée dans quelques mois :

« Ma tante est infirmière et, quand j'avais 13-14 ans, elle nous racontait ce qu'elle pouvait voir. J'ai tout de suite été passionnée par ses récits : être infirmière est devenu une évidence.

Du coup, je me suis lancée dans ces études. J'ai raté deux fois le concours écrit. Au bout de la troisième fois, j'ai enfin réussi. Le fait de ne pas avoir laissé tomber, malgré mes échecs, c'est ça qui m'a prouvé que c'est vraiment ce que je voulais faire. »

Lorsqu'on a pour vocation d'aider les autres, le métier d'infirmière figure en très bonne place dans la liste des activités possibles. Chacune des actions d'une infirmière peut avoir un effet positif inestimable sur ses patients. Il y a les soins, bien sûr, mais, surtout, tout le reste, les petites attentions, les mots réconfortants, parfois tout simplement la présence lorsque les patients ne reçoivent aucune visite. Quand humanité et professionnalisme se conjuguent, ça peut être un bonheur de tous les jours, le bonheur de toute une vie.

Pourtant, au fil des dizaines d'échanges et d'entretiens que j'ai menés avec ces étudiantes infirmières, ce n'est pas le mot « bonheur » qui est revenu le plus souvent. Non, on m'a beaucoup plus parlé de sentiment d'abandon, de mépris, voire de dépression, d'insomnies, de troubles alimentaires. Et, au final, un sentiment largement partagé : la désillusion.

Qu'est-ce qui, chez chacune d'entre elles, a pu créer ce fossé entre la passion du départ et la réalité vécue au quotidien ?

Gabrielle, fraîchement admise à l'école d'infirmières, se souvient très bien du discours d'entrée qui a été prononcé dans son école :

« Vous vous engagez dans des études longues et difficiles. Ce n'est pas seulement un diplôme que vous aurez, c'est avant tout un métier, un métier avec des personnes qui souffrent, des personnes avec une histoire, des personnes avec des peurs et des espérances. Vous devrez être professionnels, empathiques et généreux. Quand vous agirez auprès de ces personnes, ce que vous ferez aura des conséquences, et si vous commettez une erreur, aucune machine ne vous dira à la fin de la journée que vous vous êtes trompés et qu'il faut recommencer. Le résultat, vous l'aurez immédiatement, bon comme mauvais. Parce que ce ne sont pas des voitures à la chaîne de montage mais des êtres humains. »

Lourd, presque effrayant, mais réaliste. Ce jour-là, deux étudiants ont quitté la promo.

En y repensant, j'ai aussi vécu cette désillusion. À la fin de mes études, je me disais que si c'était à refaire, si on me demandait de repasser par l'école d'infirmières dans les mêmes conditions, je dirais non ! Pourquoi ? Parce que le fossé est trop grand entre la pratique et la théorie. Toutes ces heures à apprendre des protocoles impossibles à réaliser sur le terrain. Dans la réalité, on n'a pas le temps de prendre son temps. Certes, on respecte les règles d'hygiène, d'asepsie, mais tout le reste n'a rien à voir avec ce que vit une infirmière au quotidien. Le travail sous stress, sous pression, jongler avec la pénurie de matériel, apprendre la débrouillardise : c'est ça le métier d'infirmière aujourd'hui.

L'horreur des stages

La formation est difficile, certes, mais quand on demande aux étudiants ce qui précisément la complique, ils répondent à l'unanimité : les stages ! Le passage de la théorie à la pratique semble être un écueil. Sans surprise, les obstacles rencontrés sont le plus souvent les mêmes que ceux auxquels se confrontent les infirmières plus expérimentées.

Solène, étudiante infirmière de 28 ans, a perdu ses illusions au contact du terrain :

« Le problème, quand on arrive en stage, c'est qu'on s'imagine l'infirmière dans les films. On va sauver le monde ! On pense qu'on va avoir le temps de discuter avec les patients, mais on oublie qu'on a des cours à assimiler aussi, et surtout qu'on se retrouve face à la maladie, la douleur et la mort. On ne fait pas ce métier pour la gloire, mais parce qu'on aime les autres et qu'on veut aider. On ne peut pas s'imaginer la réalité du métier avant d'être allé en stage et là, on déchante très vite. »

De son côté, Juliette, diplômée dans quelques mois, exprime sa déception en ces termes :

« J'ai été dépitée de la formation et de la réalité du terrain. On nous vend beaucoup de rêve avant nos débuts. Une fois dedans, on se rend compte qu'on est très loin du rêve. [...] Je suis vraiment déçue du métier, totalement. Je me suis lancée dans cette formation pour le côté humain que, malheureusement, je ne retrouve pas souvent. La pression et les responsabilités sont énormes et les conditions de travail font peur.

En première année, ça allait. En deuxième année, les stages sont devenus plus difficiles à supporter. Il manquait beaucoup de personnel, donc je passais du temps à être aide-soignante pour remplacer les absents.

Les collègues sont froids parfois, il y a le stress des compétences à valider en plus. Difficile d'être infirmière, aide-soignante et brancardière en même temps ! »

Elle va plus loin, et me parle de ce qu'elle qualifie de maltraitance :

« En troisième année, je suis tombée sur un stage atroce. Le stage qui m'a donné l'envie de tout arrêter, après tous les efforts que j'avais fournis. C'était en réanimation néonatale, c'était mon choix, mais j'ai pleuré tous les jours, je ne supportais plus d'être traitée comme une merde gratuitement, rabaissée sans cesse. On était deux étudiantes, on en a pris plein la figure chacune, dès les premiers jours de stage. Il fallait à tout prix valider dix semaines pour être diplômée le plus vite possible.

Nous nous soutenions et nous en avions informé l'école, dans une lettre détaillée, en relatant la maltraitance que nous vivions. Le directeur nous a demandé d'"essayer de tenir la première période". Pour ma part, j'ai tenu six semaines sur dix. L'autre étudiante a tenu, mais n'a pas validé son stage. »

Maltraitances de soignants sur les stagiaires

La validation du stage, du diplôme, est au cœur de l'expérience de Vanessa, infirmière de 29 ans. Désormais diplômée et en poste, elle confie avoir été traumatisée par son stage de validation de diplôme et ses relations avec les infirmières du service :

« J'étais en stage dans une clinique, dans un service de chirurgie. Il y avait quatre infirmières dans la journée : deux le matin et deux l'après-midi, pareil pour les aides-soignantes. Je travaillais pour ma part sur douze heures, ce qui me permettait d'être avec les deux équipes. Le service comptait vingt-quatre patients, chaque infirmière en prenait douze en charge.

J'ai donc commencé par douze patients à ma charge. En effet, lorsqu'on est en stage de diplôme, on nous met dans les conditions d'une infirmière en poste, mais toujours sous la responsabilité et avec la présence de notre tutrice. À l'école, tout le monde savait que, dans cet établissement, on faisait vraiment tout le boulot des infirmières.

Le service était sous la direction d'une cadre de santé qui avait une autre conception du stage, elle faisait tout pour aider les étudiants qu'elle considérait comme l'avenir du métier, la relève.

Je m'entendais parfaitement avec les aides-soignantes du service, et j'avais pris l'habitude de boire mon café avec elles en début de matinée, après mon tour de médicaments, mais ce n'était pas du goût des infirmières. Un matin, l'une d'elles m'interpelle avec agressivité et me demande de la suivre. Dans le bureau de l'infirmerie, elles sont deux à me prendre à partie : "Tu es stagiaire, tu n'as pas à t'asseoir pour le petit déjeuner, encore moins avec les aides-soignantes. Ta pause est à midi, si les soins sont finis. Les aides-soignantes sont aides-soignantes et toi, étudiante infirmière. Chacun sa place. À partir d'aujourd'hui, ta pause c'est midi, en dehors du service, et seulement si tu as tout fini !"

Quelque temps plus tard, de retour dans le service après mes jours de repos, l'infirmière me demande d'aller voir la cadre dans son bureau. Tétanisée, je m'attendais à un flot de remontrances, mais pas du tout. “Entre, Vanessa. Je suis désolée, je n'ai pas eu trop le temps de te parler ces derniers jours, c'est la course. Alors, dis-moi, comment te sens-tu ? C'est demain le grand jour. Tu es prête ? J'espère que les filles t'ont aidée pour tes démarches de soins et les soins techniques.”

Je restai silencieuse un petit moment. Je ne savais pas quoi répondre. Dire la vérité ou me taire ? Je me suis lancée : “Écoutez, je vais être honnête avec vous, ce stage est un cauchemar. Je fais tout, toute seule, et je me fais engueuler tout le temps mais je fais avec.”

C'était quitte ou double. Soit elle défendait ses collègues, et c'en était fini de mon examen, soit elle comprenait la situation et me soutenait. Je commençais à regretter mes mots, quand elle saisit ma main et me dit : “C'est dur avec ce quatuor d'infirmières infernales. Elles sont mauvaises avec les stagiaires. Je le sais. Mais je sais aussi que tu as tenu plus de quarante jours sans venir te plaindre, alors que la majorité des stagiaires ne tient pas une semaine. Je t'ai observée, tu seras une super infirmière, n'en doute pas.”

Je suis ressortie du bureau avec le sourire. Je n'étais plus seule et je pouvais compter sur cette cadre. Ce soulagement fut de courte durée, ma tutrice m'attendait de pied ferme à la porte de l'infirmerie. Elle en avait bavé pour devenir infirmière, il fallait que les autres souffrent avant d'y parvenir aussi. Et, ce jour-là, c'est moi qui allais faire les frais de ce syndrome de petit chef : "Alors, tu as oublié que tu as du travail ? Franchement, prépare-toi à repasser ton diplôme, parce que tu n'es vraiment pas prête ! Au fait, j'ai changé ton programme de soins pour l'examen. Tu feras un pansement de lame avec épingle en stérile."

Changer le programme de soins la veille d'un examen, c'est tout simplement dégueulasse. Normalement, on se prépare à des soins spécifiques, la tutrice nous les montre et nous forme pendant plusieurs semaines.

Ma tutrice avait gagné, elle avait tout pouvoir sur mon examen et mon entrée dans la profession. J'ai compris que son but était de saboter mon diplôme.

À 8 heures, le stress était total. La cadre arrive, accompagnée de l'examinateur, un homme d'une quarantaine d'années, plutôt froid, qui me demande de préparer mon chariot et de faire comme s'il n'était pas là. Pour le premier soin, je devais poser une sonde urinaire sur un patient opéré de la prostate. Le jour de l'examen, tout est vérifié par l'examinateur, à la fois la technique des soins et l'environnement. J'avais donc bien contrôlé toutes les chambres avant son arrivée et, pour ce patient en particulier, j'avais pris soin de vider son bassin, le laissant comme d'habitude dans les toilettes. Je m'apprêtais à commencer le soin quand l'examinateur m'interrompt : "Pouvez-vous me dire ce que fait ce bassin sous le lit ?" Je suis restée interdite, et puis je me suis rappelé que la veille, une infirmière m'avait dit en riant : "Attention, le jour du diplôme, on a toujours des surprises sous les lits."

Le sabotage prenait forme. Je ne me laisse pas démonter. J'étais sur le point d'enfiler des gants pour me débarrasser du bassin quand le patient me regarde et dit : "Pouvez-vous dire à ces gens de sortir ? Je ne veux pas que tout le monde m'observe nu, s'il vous plaît ?" Non, pas ça, pas maintenant ! Celle-ci non plus, je ne l'avais pas vue venir. Je l'avais pourtant prévenu que je passais mon diplôme. Tout se bousculait dans ma tête. Je ne savais pas comment réagir. Je cherchais la réponse dans les yeux de ma cadre, qui comprenait mon désespoir. En une phrase, elle m'a sauvée : "Le patient est roi, nous sortons, monsieur. Et bravo, Vanessa, vous avez respecté le souhait de votre patient. C'est très bien, nous vous laissons faire le soin tranquillement !" Ouf…

Quand ils sont sortis de la chambre, le patient s'est tourné vers moi avec un grand sourire : "Ça marche à tous les coups ! Je fais toujours ça quand il y a des étudiantes en examen. Je suis un habitué des hôpitaux et ils ne peuvent pas vous sanctionner, cela fait partie de votre rôle de préserver l'intimité du patient." Quand je lui ai demandé pourquoi il avait voulu m'aider, il m'a répondu simplement : “J’ai vu l’infirmière mettre le bassin sous le lit, j’ai compris qu’elle voulait vous piéger, mais je ne pouvais rien dire devant votre chef !”

J’ai continué mes soins auprès des patients sans aucune faute, même pour le fameux pansement de lames. J’étais sur la bonne voie.

Arrive le moment de la théorie, que je pensais pouvoir passer sans difficulté, mais mon corps en a décidé autrement. Après quelques minutes de questions/réponses, trou noir, impossible de me souvenir de quoi que ce soit. La cadre, voyant mon désarroi, me propose de faire quinze minutes de pause.

En sortant du bureau, je croise ma tutrice infirmière qui me tape sur l’épaule et me lance, avec un rictus : “Ce n’est pas grave, ma belle, tu reviendras l’année prochaine.” De retour dans le bureau, l’examinateur me dit d’un ton sec : “Nous allons arrêter là, j’ai tout ce qu’il me faut pour vous noter.” Impossible de savoir si c’était positif ou négatif.

Dix minutes plus tard, la cadre me rejoint et me dit d’un ton solennel : “Je crois que je peux t’appeler collègue.”

C’était un immense soulagement. Je l’ai remerciée et j’ai filé annoncer la nouvelle aux aides-soignantes. Le lendemain matin, c’était avec elles que je prenais mon café. »

Le corps qui lâche

Le manque de personnel, l'encadrement tyrannique, la pression insupportable, peuvent aussi avoir un effet dévastateur sur la santé des étudiants. Ce fut le cas de Juliette :

« J'ai dû prendre un arrêt maladie, mon médecin m'a mise sous antidépresseurs, à 22 ans... Je ne voyais pas d'autre solution, j'étais sûre de mon choix de carrière, mais je n'avais plus aucune confiance en moi et j'avais très très peur de retourner en stage et de finir mes études. Mais, grâce aux patients, à certains professionnels et, surtout, à ma famille, j'ai réussi à tenir bon et à reprendre confiance en moi. »

La dépression est une expérience subie par de nombreuses étudiantes infirmières. Inès, 25 ans, en a fait les frais. Fraîchement diplômée, elle dresse un tableau terrible de la dureté du statut d'étudiant en stage :

« J'ai fait une dépression en tant qu'étudiante, j'avais des idées suicidaires. Ma meilleure amie m'a sauvé la vie, comme je le répète souvent. Je l'appelais à 4 heures du mat' pour calmer mes angoisses de stage, notamment mon premier décès. Ma dépression a commencé en deuxième année ; on n'est pas préparé à la souffrance, et encore moins à la mort. J'étais une fille joyeuse et je suis devenue une fille triste.

Mon médecin m'a prescrit des antidépresseurs pour tenir, et je ne le conseille à personne. Ça m'a détruit de l'intérieur. Je n'ai jamais rien dit à l'école, ni à mes formatrices ni à mes camarades. Je faisais comme si tout allait bien. Avec le temps, je commençais à pleurer en cours, à me renfermer. Quand on veut être infirmière, on ne doit surtout pas montrer ses failles ou une once de faiblesse. On doit toujours faire comme si tout allait bien. »

Moi aussi, étudiante, j'ai vécu des moments de doute, parfois profonds, jusqu'à me demander si tout cela en valait la peine. Ma chance a été d'être très bien entourée, soutenue à chaque instant par mes proches. Je n'ai aucun mal à imaginer la souffrance de Juliette, Gabrielle, Solène, Vanessa, et de toutes ces étudiantes qui ont dû sacrifier beaucoup pour toucher du doigt leur rêve de devenir infirmières, s'éloigner de leurs familles, vivre des moments particulièrement violents pendant leurs stages, sans pouvoir toujours en parler autour d'elles, partager, se confier.

De son côté, Manal, 21 ans, encore étudiante, s'interroge sur sa scolarité. Elle a des doutes sur son avenir dans le métier. Doutes que j'ai souvent entendus, notamment lorsque les étudiants relatent le harcèlement subi en stage et ses répercussions sur leur santé. Il y a une véritable omerta, tout le monde voit tout, tout le monde sait tout, mais personne ne dit rien. « Mon premier stage en rhumatologie était un vrai bonheur. Tout le monde était là pour moi, on me faisait confiance, je me sentais épaulée. J'étais fière de faire mes premiers soins infirmiers et ce stage me confirmait dans ma vocation.

Puis j'ai fait des stages en EHPAD, où j'ai déchanté à cause de la maltraitance à laquelle j'ai assisté. Mais le coup de grâce a été mon stage de début de deuxième année en chirurgie-urologie, un des pires moments de ma vie.

J'ai été harcelée par une infirmière qui m'insultait sans cesse, jusqu'au jour où elle m'a poussée contre le mur du poste de soins, en me menaçant de ne pas valider mon stage. J'ai prévenu la cadre, l'école et ma tutrice, et personne n'a bougé le petit doigt. Si je n'avais pas eu ma mère pour me soutenir, j'aurais fait une bêtise. J'étais sous anxiolytiques. J'ai attrapé un ulcère à cause du stress. J'ai eu des calculs rénaux, car on m'empêchait d'aller boire et d'aller aux toilettes pendant huit heures d'affilée.

C'était un stage de dix semaines et j'ai dû abandonner à deux semaines de la fin tellement mon corps et mon esprit étaient malmenés. J'étais épuisée physiquement et mentalement.

Je n'ai eu aucun soutien de l'équipe du service, qui ne voulait pas critiquer leur collègue. L'école m'a dit qu'ils ne pouvaient rien faire et que c'était à moi de me débrouiller. Ils avaient trop peur de perdre un lieu de stage pour les prochains étudiants.

J'en ai tellement bavé que j'ai décidé d'abandonner cette voie. Encore aujourd'hui, je panique à l'idée de retourner en stage. En huit semaines, ils ont réussi à me dégoûter de cette formation. Je n'attends qu'une chose : que mes trois ans soient terminés et que je puisse voir ce que je vais faire. Je continue juste pour avoir un diplôme. J'ai beaucoup trop sacrifié, loin de ma famille, pour tout laisser. J'ai envie de faire ce métier, mais je ne pense pas que je serai assez forte pour encaisser. »

La dureté des encadrants

Sur la relation avec les encadrants et les médecins, Manal et Juliette partagent le même dépit. Pour Manal, « quand on est étudiant, on est des merdes, des bons à rien. On nous fait des remarques méchantes, mais, à 20 ans, on est trop timides pour répondre, alors on prend sur nous. C'est un métier magnifique, mais il faut être bien armé pour l'exercer. Je vais essayer de tenir les trois ans, mais je ne pense pas que j'exercerai longtemps, pour être honnête. Je trouverai une alternative. Je ne me projette plus du tout, vu comment ça se passe en stage… »

Juliette évoque la même chose : « Quand je vois la relation infirmière/médecin, ça me fait peur aussi. Le manque de respect que les médecins témoignent aux infirmières m'a beaucoup surprise, la façon de leur parler entre autres. Tout ça n'est pas rassurant pour l'avenir. »

Quant à Lucille, jeune diplômée dans la région nantaise, elle nuance le propos. Elle estime que la mauvaise prise en charge des étudiants en stage est le résultat d'une mauvaise gestion des services, elle-même imputable aux directions des structures de soins :

« Mes études ont été difficiles psychologiquement. Honnêtement, je finissais un stage sur deux en larmes, à cause des situations rencontrées ou des équipes soignantes qui ne sont pas tendres. À l'époque, je mettais cela sur le dos des soignants. Aujourd'hui, je me rends compte que le problème n'était pas forcément les soignants en soi mais plutôt la structure. Je comprends mieux ce qui conduit à certaines attitudes de leur part. Quand tu as un étudiant à former, c'est épuisant. Tu dois redoubler d'énergie et d'attention, de vigilance. Tout ce stress s'ajoute à celui de ton travail au quotidien. »

Et les patients, dans tout ça ?

Et les patients dans tout ça ? Pour Juliette, leur prise en charge est parfois clairement défaillante :

« Je m'inquiète pour les conditions de travail aussi quand je vois qu'en EHPAD, on faisait la toilette jambes et dos tous les trois jours et la douche toutes les deux semaines environ… J'ai du mal à l'accepter, surtout chez les personnes âgées. Je peux comprendre le manque de personnel, mais je pense qu'en ajoutant juste une aide-soignante de plus, on pourrait faire les soins d'hygiène complets le matin. »

Nina, étudiante infirmière en région lyonnaise, explique comment le manque de personnel ou de matériel a des conséquences directes sur la prise en charge des patients et sur les soins :

« En tant qu'étudiante, c'est vrai que j'ai rencontré beaucoup de difficultés, même si j'adore ce que je fais. La liste est longue.

J'avais souvent une charge de travail impossible, parce qu'il n'y avait pas assez d'infirmières. Une situation m'a marquée en particulier. Dans ce service, il y avait une infirmière pour quinze patients, il fallait se dépêcher pour donner tous les traitements et ne pas être en retard. Un jour, l'infirmière titulaire en poste et moi n'avons pas eu le temps de vérifier si le traitement par perfusion d'un patient était bien passé. Nous nous sommes rendu compte qu'il ne l'était pas très tard. Heureusement, pas de conséquences pour le patient. Le rythme était tel qu'il était impossible de tout faire à deux. La cadre était furieuse et a traîné l'infirmière en commission. Nous étions toutes deux en larmes à la fin de cette journée.

Après, il y a aussi le manque de moyens. Aujourd'hui, je suis en stage en EHPAD et les ordinateurs ne fonctionnent pas ou au ralenti. Du coup, nous perdons beaucoup de temps à écrire nos transmissions. Par exemple, il y a une prescription pour sonder un patient qui traîne depuis six jours, et l'infirmière en poste ne s'en est rendu compte qu'hier ! Il n'y avait pas le matériel dans la structure et la pharmacie a tardé pour nous livrer. Pareil pour les traitements. La salle de soins tombe en ruine. Il y a des trous partout dans le mur.

En plus, des aides-soignantes nous ont fait faux bond au dernier moment : au lieu d'apprendre à être infirmière, j'ai dû remplacer ces aides-soignantes dans un secteur que je ne connaissais pas, avec des patients qui m'étaient totalement inconnus. Je savais que j'allais remplacer parfois, mais pas autant. Franchement, ça me fait peur d'être diplômée, je ne me sens pas prête.

J'en suis même arrivée à regretter d'avoir pris ce chemin.

J'ai failli arrêter à mon premier stage en médecine.

Ensuite, il y a eu l'ambulatoire, avec quarante patients environ pour deux infirmières, la course. Il fallait gérer les entrées, les retours de bloc, les douleurs, les nausées, les collations, et tout ça en même temps. Là encore, je n'étais pas là pour apprendre le métier, j'étais juste de la main-d'œuvre bon marché. »

Lueurs d'espoir

Fort heureusement, parmi les nombreux entretiens que j'ai menés avec des étudiantes infirmières, il y a des expériences certes éprouvantes, mais positives. C'est le cas pour Lucille :

« Dès mon premier stage, c'était difficile. J'avais 19 ans, j'étais en service pédiatrie. Tu dois faire face à des difficultés sociales, des violences à la maison, des personnes en situation irrégulière qui dorment dans leur voiture avec un bébé de quelques mois, etc.

À 19 ans, certains de tes patients n'ont que quelques années de moins que toi. C'est aussi à travers ces situations que j'ai confirmé ma vocation.

Lors de ce stage, j'ai trouvé le métier d'infirmière magnifique. Je sentais que je pourrais être utile. Ce sentiment te pousse à y retourner encore et encore, à donner toujours plus de toi. Parfois, un simple sourire peut insuffler une énergie folle ! »

Mais ce feu sacré, dès leurs premières années, dès les premiers stages, beaucoup d'infirmières le voient s'atténuer peu à peu. La passion qui les a menées dans cette voie s'éteint. Une certaine forme de résignation s'installe.

Inès le dit en ces termes : « Aujourd'hui, ça va mieux, mais, comme la plupart des jeunes diplômés, je ne veux pas signer de contrat fixe. Je préfère garder ma liberté et faire de l'intérim ou des vacations, pour partir quand je le souhaite. »

Cette décision de pouvoir partir quand ça va mal, Inès, Juliette, Manal et les autres la prennent parce que, pendant leurs stages, elles voient surtout ce qui ne va pas. Pour certaines, leur santé a été mise à mal. Vocation, passion, envie d'aider : oui, mais pas à n'importe quel prix. C'est cela, en somme, le message que délivrent toutes ces étudiantes, pour la plupart infirmières aujourd'hui.

Mobilisés face au coronavirus

Cette désillusion a grandi durant la crise sanitaire. Les étudiantes infirmières ont été fortement sollicitées. Elles ont été appelées en renfort pour pallier le manque de personnel. Étaient-elles prêtes à faire face à ces situations difficiles ? Étaient-elles prêtes à faire face à la mort ?

La question ne s'est pas posée. Il y avait urgence pour le pays. Ont-elles été considérées pour leur aide en temps de crise ? Pas plus que les soignants en poste. Le ministre de la Santé déclarait en pleine deuxième vague : « Les étudiants paramédicaux mobilisés face à la Covid-19 vont bénéficier d'une indemnisation exceptionnelle à hauteur de 550 euros par mois. »

550 euros, c'est le montant minimum de l'indemnité que verse une entreprise à tout stagiaire, quel que soit le domaine, même pour les fameux stages « café-photocopies ».

Ce qu'on nous annonce donc comme une avancée importante, c'est que les étudiantes infirmières, pas encore formées, vont aller au front, faire le travail d'une aide-soignante titulaire et expérimentée, en pleine période de pandémie mortelle, et recevoir une gratification pour service rendu à hauteur de 550 euros…

8

Plus d'infirmières demain ?

Je ne pourrais vous raconter – tant elles sont nombreuses – les histoires de toutes les infirmières qui se sont confiées à moi et qui, épuisées, malades, blasées, ont choisi de tout quitter, de changer de voie.

Mais, parmi elles, il y a Mimi, qui a fait une formation pour devenir créatrice de bijoux ; Judith, qui a tout abandonné pour se consacrer à la danse et donner des cours ; Raphaëlle, qui est partie travailler dans les vignes et a ouvert une maison d'hôtes ; ou encore Béatrice, qui a décidé de devenir assistante maternelle pour enfants handicapés à son domicile.

Elles ont décidé de s'écouter et de changer de cap. Certaines retourneront peut-être au métier un jour, mais pour l'instant, unanimement, elles n'y pensent pas. Et moi dans tout cela ? J'y reviendrai peut-être un jour, ou peut-être pas, si rien ne change.

Le deuil du métier

Claire, infirmière dans un service de soins intensifs en néonatalogie, est arrivée au bout du chemin. Seule issue pour elle : la reconversion.

« J'avais exprimé ma seule condition pour travailler dans ce service à la cadre : être formée. Pendant deux ans, je remplaçais des collègues en arrêt maladie dans tout l'hôpital. Un jour, on m'annonce que je vais travailler dans le service de néonatalogie en soins intensifs, et sans formation. Je ne pouvais rien dire. La cadre nous mettait la pression et pouvait nous démolir psychologiquement en cas de contestation. Ça m'est arrivé. Je me retrouvais seule dans le service parfois, épuisée. J'ai frôlé un burn-out, mais j'ai tenu tant bien que mal. Je voulais partir, tout quitter, faire n'importe quel autre métier.

Je me suis plainte à la direction. On m'a changé de service. Nous avions des cas lourds, chroniques. Le service débordait et la charge de travail était toujours plus importante. Le personnel quittait le service. Nous l'avons signalé plusieurs fois à la direction, mais rien ne changeait.

Pendant deux mois, j'ai fait les frais de nos signalements. La cadre ne me lâchait pas, elle m'humiliait devant les médecins, me criait dessus sans raison. J'avais eu le malheur de lui dévoiler mon envie de faire l'école des cadres. Avait-elle peur que je prenne un jour sa place ? Aucune idée.

Ce qui est sûr, c'est qu'il suffisait par exemple qu'un médicament soit mal rangé dans l'infirmerie pour que je m'attire ses foudres. Des collègues étaient témoins, mais ils vivaient la même situation. Quant aux médecins, aucun n'a réagi. Un jour, j'ai demandé à un médecin pourquoi il ne disait rien. Sa réponse : "C'est votre cheffe, on ne vous couvrira pas." J'étais écœurée, car de notre côté nous passions notre temps à corriger les prescriptions des médecins. On assurait leurs arrières. Je savais qu'à la moindre erreur, on ne me louperait pas. Pendant deux mois, j'ai travaillé dans la peur, j'ai vérifié tout ce que je faisais, je n'ai plus rien dit.

Un vendredi soir, avec ma collègue, nous remarquons une erreur d'effectif sur le planning rédigé par la cadre. Elle est injoignable. Nous décidons d'appeler la direction, parce que le personnel était clairement insuffisant pour le week-end à venir. La direction n'a rien fait. Nous avons travaillé en sous-effectif jusqu'au lundi matin. Mais la réaction de la cadre, à son retour, a été d'une extrême violence. Elle est devenue hystérique, nous a crié dessus parce que nous n'avions "pas le droit" d'appeler la direction. La pression s'est intensifiée à partir de ce jour.

Peu après, je décide d'aller voir mon médecin. En arrivant à son cabinet, je me suis effondrée. Il décide de me mettre en arrêt maladie pour syndrome anxieux dépressif majeur postréactionnel. J'ai totalement perdu pied les mois suivants et n'ai survécu que grâce à ma thérapie. Je suis dégoûtée du métier, l'hôpital m'a enlevé une partie de moi-même et je ne pourrai jamais y revenir. J'ai fait le deuil du métier. »

Un pincement au cœur

Maëva, infirmière de 39 ans, a elle aussi décidé de quitter l'hôpital pour travailler en santé du travail :

« J'ai choisi de quitter l'hôpital il y a deux ans. Tous les jours, mon métier me manque, mais je n'avais pas le choix. Ce n'était plus un hôpital.

J'ai exercé aux urgences et c'était horrible. J'ai été forcée de travailler pendant mes jours de repos quand il manquait une infirmière, de faire cinq nuits de douze heures d'affilée, sous peine d'être convoquée par la direction en cas de refus.

Le matériel était défectueux, les ascenseurs en panne, avec un service d'urgences pédiatriques à plusieurs étages d'écart.

Chaque jour, il y avait une trentaine de patients dans les couloirs des urgences. Des patients, y compris des personnes âgées, qui dormaient sur les brancards. Un enfant accueilli en chirurgie pour des petites plaies était assis juste à côté d'autres patients alcoolisés ou ayant des troubles cognitifs, il était totalement terrorisé face à la vue de ce qui l'entourait.

Il n'y avait pas d'infirmière d'accueil au sein de notre service, nous étions en sous-effectif. C'est donc aux autres infirmières qui passaient par-là de recevoir les ambulances et les pompiers, de faire l'aiguillage.

N'ayant pas non plus de médecin d'accueil et d'orientation lorsque nous avions besoin d'un avis urgent, nous devions demander soit au médecin du SMUR (Service médical d'urgence et de réanimation), s'il n'était pas en intervention ou déjà occupé avec un autre patient, soit supplier tous les médecins qu'on trouvait d'examiner le patient en question.

Plus grave encore, comme nous n'avions aucune visibilité sur la salle d'attente, il pouvait arriver que les ambulances attendent plus d'une heure avant que nous ne trouvions un brancard libre pour installer le patient. Malgré nos signalements aux cadres, nous n'avions pas de brancards supplémentaires.

Certains malades ont attendu dix, voire douze heures ! Vous imaginez le stress, pour eux et pour nous ? Quand il y avait des enfants, c'était terrible. Quand ils étaient pris en charge en chirurgie, il fallait traverser la salle de transit, puis un couloir plein de brancards, avec des patients parfois dénudés qu'on tentait de couvrir au mieux, des patients trachéotomisés, et tout ce qu'on peut voir dans un service d'urgences. Spectacle traumatisant pour un enfant.

Les cadres étaient au courant, ainsi que la direction, puisque cette même direction nous demandait quotidiennement de renvoyer les patients présents depuis plus de deux jours.

Les urgences, c'est ma vie. J'ai un pincement au cœur en y pensant.

Je n'ai pas eu d'autre choix que de partir pour travailler en santé du travail, avec plus de moyens et un salaire décent. Je ne supportais plus ces conditions. J'ai tellement honte d'avoir abandonné mes collègues que j'ai rompu tout contact avec eux, à contrecœur. Je n'ai pas eu le courage de rester. Je ressens une énorme culpabilité et je vis avec tous les jours. »

Rester est difficile, partir n'est parfois pas plus facile. Et si les infirmières restent, malgré leurs éprouvantes conditions de travail, c'est aussi parce que certaines gardent encore l'espoir que les choses changent. Elles aiment ce métier, mais elles détestent la manière dont on leur impose de l'exercer. La liste des griefs qu'elles dressent fait froid dans le dos. Et pourtant, tant que la solidarité entre elles joue, tant qu'elles gardent espoir, tant qu'elles ont le sentiment d'être utiles aux patients, elles restent. La passion prend le pas sur la raison. Fort heureusement pour notre système de santé, qui sans doute s'écroulerait, si demain les infirmières en décidaient autrement.

L'envers du décor

J'ai rencontré peu d'infirmiers hommes d'accord pour partager leur expérience. Parmi ceux qui m'ont parlé, il y a Fabrice, ex-infirmier passionné. Son histoire fait écho à beaucoup d'autres :

« Il y a quelques années, mon père est tombé gravement malade. Nous avions une relation fusionnelle et je ne voulais pas l'abandonner à une structure, alors j'ai tout quitté et je suis devenu aide-soignant pour m'en occuper. J'avais pris l'habitude de prendre soin de lui : il était incontinent, je lui faisais la toilette, je le changeais. Je lui préparais ses repas en m'assurant qu'il s'alimente et s'hydrate bien. Je notais tout, de la prise des médicaments à la tension, en passant par la quantité d'eau bue. Je m'assurais qu'il ne manque de rien. Les professionnels de santé qui passaient n'avaient pratiquement rien à faire et m'avaient souvent invité à poursuivre mes études dans cette voie. Je n'ai pas arrêté après son décès, j'ai décidé de vouer ma vie aux autres et je suis entré en institut de soins infirmiers. Je connaissais un peu le milieu, mais pas vraiment la réalité du terrain en hôpital ou en clinique.

On nous apprend à être bienveillant, empathique, à faire preuve d'humanité. Mais, au bout d'un an d'exercice, j'ai vu l'envers du décor. Je travaillais avec les personnes âgées et tout ce que j'ai vu, c'est de la maltraitance au quotidien.

En géronto-psychiatrie, nous avions plus de trente patients, dont une vingtaine en secteur fermé. Nous ne cessions de signaler à la direction certaines situations qui ne devraient pas exister dans une structure de soins. Parmi les plus bénignes, l'absence de tables pour manger dans les chambres. Nous avions deux petites tables à roulettes que nous nous passions d'une chambre à l'autre, ou alors nous déplacions la commode pour l'utiliser comme une table. Les lits électriques étaient pour la plupart en panne. Pour faire les soins, notamment poser une sonde urinaire à un patient, nous devions nous mettre à genoux par terre.

Pour les toilettes, nous n'avions pas de serviettes, donc nous utilisions des draps ou des taies d'oreillers. Le problème, c'est que tout était rationné, du petit déjeuner au dîner, en passant par le linge. Compliqué de changer les draps en fin de semaine. Il fallait attendre l'arrivée du linge la semaine suivante.

Le goûter de 16 heures a été supprimé. Nous avons protesté, car il y a six heures entre le déjeuner et le dîner. Pour des personnes âgées, c'est trop long. Il a fallu que nous nous battions pour que cette collation soit réintégrée.

Pendant un an et demi, nous n'avions pas de médecin généraliste pour les patients. Nous faisions donc du "glissement de tâches". On faisait et lisait nous-mêmes les bilans sanguins, les électrocardiogrammes, et on demandait au psychiatre de nous faire les prescriptions. Nous avions des patients à risque, avec des insuffisances cardiaques ou rénales. Il fallait de l'héparine et une surveillance médicale stricte. C'était nous, infirmiers, qui faisions le travail. Je pense que la direction le savait, mais se préoccupait surtout de l'accréditation qui arrivait.

Le jour de l'accréditation, on ne mettait jamais sur le planning les soignants qui risquaient de compromettre la pièce de théâtre, car tout devait être parfait. Il fallait donner l'illusion que le service était sans faille et que les patients étaient choyés et surveillés au maximum.

Les chariots de soins étaient remplacés par des neufs deux semaines avant, alors que cela faisait des mois que nous nous plaignions qu'ils ne marchaient pas.

Les placards étaient pleins de matériel, alors qu'en général nous devions cacher des boîtes de gants et de pansements pour en avoir suffisamment les jours de pénurie.

Des nouveaux panneaux d'affichage étaient installés, vantant les mérites des activités pour les patients, activités dont nous n'avions jamais entendu parler.

Quant au repas, il était digne d'un restaurant étoilé, une présentation soignée, avec un vrai dessert, pas une gelée peu ragoûtante comme à l'accoutumée.

Rien ne devait perturber cette journée. Le lendemain, la réalité reprenait place.

Tout cela n'est qu'une infime partie de ce que nous observions. Je trouvais la situation révoltante, mais je ne pouvais rien dire. Un soignant qui se plaint est un futur licencié. On intériorise, on se tait ou on part.

Moi, je suis parti. Je ne voulais plus continuer à me mentir à moi-même et à mentir aux autres. Je n'ai pas fait ce métier pour mettre le malade au dernier plan.

J'ai vu des collègues se faire virer parce qu'ils priorisaient le bien-être du patient plutôt que la logistique du service. J'ai vu des collègues mises à pied, car elles contestaient certaines décisions allant à l'encontre d'une bonne prise en charge du patient et de leurs valeurs.

Le jour où j'ai décidé de partir, nous étions deux infirmiers de chaque côté du service et nous avions eu deux arrêts cardiaques à deux minutes d'intervalle. Nous n'avions pas d'aides-soignantes, car les postes vacants n'avaient pas été remplis, une fois de plus. Chacun de notre côté, nous faisions les massages cardiaques en attendant les secours. Nous ne pouvions rien faire d'autre, à part prier pour qu'il n'y ait pas une autre urgence. Par miracle, nous avons pu les sauver. Mais c'était trop. Je ne voulais plus vivre cela. J'ai changé de voie, je fais autre chose. »

Et moi…

Des dénouements difficiles, après des vies de dévouement.

Et moi, dans tout cela ? Je n'ai pas pu rester insensible à tout ce que j'ai vécu en tant qu'infirmière, à tout ce que m'ont confié de leur quotidien mes collègues dans d'autres services.

Cette crise sanitaire a été révélatrice. « Infirmière un jour, infirmière toujours », disent souvent les soignants. Je crois que le jour où je suis tombée malade de la Covid et que j'ai subi l'indifférence de la direction à mon égard a été mon moment de bascule. Je m'étais fixé une règle : ne pas sacrifier ma santé au travail. Cette règle, je l'avais allègrement enfreinte à de multiples reprises. Mais là, le mal était d'une autre ampleur.

Lorsque la deuxième vague est arrivée, j'étais à bout, physiquement et psychologiquement, au point de me sentir incapable de prendre en charge des patients sans être un danger pour eux. Mon médecin, qui me connaît bien et qui m'a vue très souvent refuser les arrêts de travail qu'il voulait me prescrire, a eu le dernier mot : je me suis arrêtée. Je pensais au départ qu'après quelques semaines de repos, je trouverai la force d'y retourner, mais mon corps et ma tête en ont décidé autrement.

L'angoisse et l'épuisement étaient toujours aussi présents. Ce que j'ai vécu, des milliers de soignants l'ont vécu, mais pour moi, à ce moment de ma vie, il fallait que je change de voie, pour retrouver ma santé et ma joie de vivre.

Je garderai toujours quelque chose de cette vocation. Peut-être l'exprimerai-je différemment désormais, peut-être la transformerai-je en une autre. J'ai décidé d'arrêter le métier d'infirmière pour me consacrer au journalisme à plein temps. Je n'abandonne en rien mes collègues. Il est simplement temps de servir différemment, d'aider à faire entendre la voix de celles et ceux qu'on n'entend pas.

Le recueil de ces témoignages est une première pierre dans ce chemin.

Épilogue

La crise sanitaire du coronavirus a plongé le pays dans le chaos. Nous avons tous compris l'importance des soignants, et constaté leur dévouement sans faille. Nous avons aussi, unanimement, pris conscience d'une chose primordiale : un pays sans un système de santé fort est voué à l'échec. La course aux économies pratiquée par les hôpitaux depuis plus de trente ans, avec les politiques de restrictions budgétaires, est la source du problème.

Tout au long de l'année 2020, la crise de notre système de santé a fait la une des journaux, mais pour quel résultat ?

La question du salaire des soignants ne date pas d'hier. En 1988, déjà, des milliers d'infirmières avaient manifesté à Paris, durant sept mois, paralysant de nombreux hôpitaux.

Trente ans plus tard, rien n'a changé.

Ce journal de bord, cette enquête, révèle le malaise persistant des infirmières et des soignants. Elles sont plus de 750 000 infirmières dans le pays, plus de 360 000 aides-soignantes… Sans oublier les agents hospitaliers, les brancardiers, les externes, les internes… Et tous ceux qui œuvrent pour l'hôpital, dans « l'ombre », en participant à la prise en charge globale des patients.

Ils crient haut et fort leur détresse, depuis trop longtemps. Celles et ceux qui m'ont transmis leur témoignage veulent qu'on les entende, qu'on les écoute, enfin. Ils veulent que les gens sachent, qu'ils sachent comment les soignants travaillent au quotidien, qu'ils sachent comment eux, patients un jour, seront traités lorsqu'ils franchiront la porte d'un hôpital ou d'une clinique, qu'ils sachent pourquoi la douleur des soignants est aussi celle des patients.

Ils le disent avec leurs mots : il faut remettre le patient au centre du soin, il faut remettre le soignant au centre de l'hôpital.

Aujourd'hui, malheureusement, la santé n'attire plus les talents. Certains soignants eux-mêmes m'ont confié dissuader leurs proches d'exercer ces métiers. Selon eux, la solution aux problèmes ne viendra pas d'une médaille, d'une augmentation symbolique des salaires, d'une augmentation symbolique des effectifs, ou d'une amélioration symbolique des conditions de travail.

Le symbolique n'a plus sa place.

Cette pandémie a révélé les failles d'un système à bout de souffle.

Le salaire n'est pas l'alpha et l'oméga, mais c'est un des éléments de reconnaissance globale de leur métier que réclament les infirmières. Pour simplement atteindre le salaire moyen d'une infirmière en Europe, il faudrait revaloriser de 300 euros par mois le salaire des infirmières françaises. Sans parler des écarts entre le public et le privé, ni des autres professions sous-rémunérées en France : les aides-soignantes, les agents hospitaliers.

Les soignants demandent aussi des embauches massives, afin que les effectifs soient à la hauteur des besoins des services. Ainsi que la reconnaissance d'un vrai statut pour les étudiants, qui ne devraient pas être considérés comme une main-d'œuvre bon marché pour pallier le manque de personnel.

Redonner à l'hôpital son attractivité est un projet d'ampleur, qui mérite des moyens d'ampleur. Il passera nécessairement par l'arrêt des suppressions de postes et des économies à tout-va qui dégradent les conditions de travail pour les soignants qui restent.

Écoutons-les, ils savent mieux que personne ce dont l'hôpital a besoin aujourd'hui.

Beaucoup de soignants gardent espoir, mais tant d'autres ont décidé d'arrêter le métier, de changer de voie.

Désormais, une chose est certaine : puisqu'ils ont décidé de parler, on ne pourra pas dire qu'on ne savait pas…

Remerciements

Je tiens à remercier tous ces soignants qui m'ont fait confiance en partageant avec moi leurs histoires. J'espère que ce livre permettra de porter leur voix et de libérer leur parole.

Je remercie aussi tous ces agents hospitaliers, infirmières, aides-soignantes, brancardiers, médecins qui durant mes quinze années d'exercice m'ont appris énormément, m'ont soutenue et ont fait preuve de bienveillance.

Je remercie aussi bien évidemment ma famille pour leur soutien indéfectible et la force qu'ils me transmettent chaque jour qui passe.

À mes amies Fadi, Nounou, Sam et Tati.

Sans vous, rien n'aurait été possible.

Et pour finir, un grand merci à Michaël pour m'avoir poussée à prendre la plume.

À Pascale et à la dream team : Sophie, Marie, Pauline, Typhaine, Caroline pour avoir cru en ce livre dès notre première rencontre.

Table

pca
cmb
édition pré-presse
livres numériques

44400 Rezé

Cet ouvrage a été achevé d'imprimer en mars 2021
sur les presses de Normandie Roto Impression s.a.s.
61250 Lonrai (Orne)
N° d'édition : 62228/03 - N° d'impression : 2101631

Imprimé en France